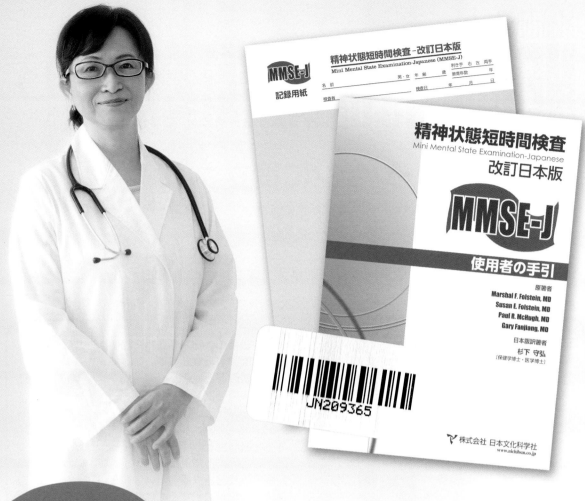

MMSE-J 精神状態短時間検査 改訂日本版

認知症スクリーニング検査MMSE 正規日本版

改訂のポイント

- 厳格な外的基準を用いて新たなデータを収集し、再標準化を行いました。
- 原版MMSE（2001年版）との等価性を重視するとともに、下位検査間の時間による影響を軽減するため、「注意と計算」課題の施行法を変更しました。
- 健常者とMCI（軽度認知障害）間のカットオフ値、MCIと軽度AD（軽度アルツハイマー病）間のカットオフ値を定めました。
- 旧版記録用紙も継続して使えます。

手引 1,000円（税抜き）　記録用紙（50名分）6,000円（税抜き）

| 原著者 | Marshal F. Folstein、Susan E. Folstein、Paul R. McHugh、Gary Fanjiang |
| 原版出版社 | PAR　日本版作成　杉下 守弘　医科診療報酬点数　80点（根拠 D285-1）|

日本文化科学社

Monthly Book MEDICAL REHABILITATION No. 203

2016年11月増刊号

リハビリテーションに役立つ！睡眠障害・睡眠呼吸障害の知識

編集企画　近藤国嗣（東京湾岸リハビリテーション病院院長）

目次

- 睡眠障害の疫学……井谷　修ほか
- 睡眠障害のメカニズム……田ヶ谷浩邦ほか
- せん妄と睡眠障害……先崎　章
- 脳卒中と睡眠障害……下田　健吾ほか
- 睡眠障害と認知症……小鳥居　望ほか
- 睡眠障害と骨折……橋爪　祐二
- 睡眠障害と生活習慣病……古川　智一
- 加齢と睡眠障害……宮崎総一郎ほか
- パーキンソン病と睡眠障害……野村　哲志
- 睡眠薬をどう使うか，どう止めるか……三島　和夫
- 睡眠障害と身体活動・運動療法……北畠　義典
- 睡眠障害の認知行動療法……岡島　義
- レストレスレッグス症候群と周期性四肢運動障害……鈴木　圭輔ほか
- 睡眠呼吸障害の疫学……和田　裕雄ほか
- 睡眠呼吸障害のメカニズム……陳　和夫
- 睡眠呼吸障害の検査と診断……谷津翔一朗ほか
- 睡眠呼吸障害と日中の眠気……栁原万里子
- 睡眠呼吸障害と認知機能……近藤　哲理ほか
- 睡眠呼吸障害と肥満……半田早希子ほか
- 睡眠呼吸障害と血圧……星出　聡
- 睡眠呼吸障害と糖代謝異常……本庶　祥子
- 睡眠関連呼吸障害群と脳卒中……塚原　由佳ほか
- 睡眠呼吸障害と心疾患……高田　佳史
- 睡眠呼吸障害と脊髄損傷……鈴木　涼平ほか
- 睡眠呼吸障害と排尿障害……木内　寛
- 睡眠呼吸障害に対するCPAP療法……赤柴　恒人
- 睡眠呼吸障害と歯科とのかかわり……有坂　岳大
- 睡眠呼吸障害と口腔内装置……佐藤　一道ほか
- 睡眠呼吸障害と外科治療……酒井あやほか
- 回復期における脳卒中患者の睡眠呼吸障害……松浦　大輔ほか
- 睡眠呼吸障害と肥満・減量療法……竹上　未紗
- 睡眠呼吸障害と自動車運転……篠田　千恵

リハビリテーションにおける睡眠障害・睡眠呼吸障害の最前線を網羅。
1冊丸ごと役に立つこと間違いなし！

（株）全日本病院出版会

各誌目次がご覧いただけます！
www.zenniti.com

〒113-0033　東京都文京区本郷3-16-4　電話(03)5689-5989　FAX(03)5689-8030

Monthly Book

Medical Rehabilitation

編集企画にあたって………

　2012 年の段階で日本では約 462 万人の認知症患者が存在するとされ，2025 年には約 700 万人に達すると推計されている．認知症患者全体の約 7 割を占めるとされるアルツハイマー病（以下，AD）は，その中核症状（認知障害，意欲・気力の障害など）以外に，周辺症状（幻覚・妄想などの精神症状や徘徊・異食などの行動異常，Behavioral and Psychological Symptoms of Dementia；BPSD）が出現する．AD を含む認知症患者のうち約 80％が BPSD を有しているといわれており，特に AD が早期から BPSD が出現し，介護者と患者の QOL の低下およびストレスの増大など様々な問題を生じさせる．

　AD 患者の脳内では，アミロイドβ蛋白質（Aβ）が凝集して老人斑として沈着し，やがて神経細胞が死滅することから，AD ではアミロイド・カスケード仮説が有力となっている．さらに脳の神経細胞内にあるタウ蛋白が不必要にリン酸化されてしまうことで，異常なタウ蛋白に変化し神経原性線維の形の病理学的な変化を起こす．Aβ の凝集は神経細胞の外から，異常なタウ蛋白の蓄積は細胞内から神経細胞を攻撃し，脳の神経細胞が変性・消失し，それが大量に起こることで AD が発症するとされている．

　一方，米国で行われた Nun Study では，678 名の篤志修道尼に協力してもらい，認知機能と健康状態を経時的に評価し，死後の脳の病理解剖で認知症にかかわる変化が起こっているかが検討されている．この中で，102 歳で死亡したメアリー尼は，脳に神経原性線維および老人斑が多数あり，病理所見は AD であったにもかかわらず，死の直前の認知機能のテストの結果はほぼ正常であり，記憶力も良く，社会性にも問題がなかったということが判明している．このことから，Aβ の凝集と異常なタウ蛋白の蓄積だけが，AD の発症の原因となるわけではなく，生活習慣や人生に対する姿勢もそれに大きく関係するのではないかという疑問が呈されている．

　AD の発症にかかわるとされている生活習慣の中で，最近注目されているのは身体活動である．認知症の前段階とされている軽度認知機能障害（mild cognitive impairment；MCI）の人たちに身体活動をしてもらい，認知機能が低下していくかを検討した研究で，有効性が示されている．ただストレスを感じさせたり，過剰な認知負荷を伴った身体活動は，それそのものが好ましくない刺激となって前頭前野を抑制し，認知機能にダメージを与える可能性がある．このため，発症予防および進行防止のために行われるリハビリテーションでは，特にその側面に注意する必要がある．

　認知症に対する根治薬はまだ存在しない．ただ，今回の企画で取り上げさせていただいた発症リスクにかかわる様々な要因をコントロールして発症時期を遅らせるだけでも大きな発症率の低下が実現できるという推論もある．さらに，認知症患者とその家族の QOL を高めるためには，あらゆる手段で早期診断を実施して，進行リスクの削減および進行防止にかかわる環境を作って，BPSD の発現を少しでも押しとどめようとする努力が重ねられなければならない．この企画がそのために少しでも役立つことを望み，お忙しいにもかかわらず，ご寄稿いただいた各方面の専門家の皆様に深く感謝したい．

2019 年 9 月
近藤和泉

Key Words Index

和　文

― あ行 ―

アミロイドβ蛋白　29
アミロイドβ　56
アルツハイマー病　1,6,11,18,29
運動　50
疫学　73
AD マウスモデル　60

― か行 ―

介護サービス　37
画像解析　6
家族指導　43
家族に対する心理教育　37
環境強化　60
危険因子　1,73
教育期間　80
軽度認知障害　29,50,65
コグニサイズ　50

― さ行 ―

残存機能　43
手段的日常生活動作　11
神経認知障害　11
人口寄与危険度　1
髄液検査　65
睡眠障害　60
総タウ蛋白　56

― た行 ―

多因子介入　22
タウ PET　18
タウオパチー　18
超高感度アッセイ　56

― な行 ―

認知症　1,22,65,73,80
認知障害　22
認知症ちえのわ net　37
認知症の行動・心理症状　37
認知症予防　60

― は・ま行 ―

パーソンセンタードケア　43
BPSD 出現予測マップ　37
非薬物療法　43
防御因子　73
免疫沈降-質量分析　56

― や・ら行 ―

陽電子放射断層撮影　29
予防　1,22,50,65
リン酸化タウ　56
老化　80

欧　文

― A ―

AD mouse models　60
aging　80
Alzheimer's disease
　　　　　　　1,6,11,18,29,60
amyloid β protein　29
amyloidβ　56

― B・C ―

behavioral and psychological symp-
　toms of dementia；BPSD　37
care services　37
charts for BPSD in dementia by
　disease severity　37
cognicise　50
cognitive impairment　22
CSF　65

― D～F ―

dementia　1,22,65,73,80
dementia prevention　60
education　80
environmental enrichment　60
epidemiology　73
exercise　50
family education　43

― I ―

image analysis　6
immunoprecipitation-mass spec-
　trometry technology　56
instrumental activities of daily
　living　11

― M ―

magnetic resonance imaging；MRI
　　　　　　　　　　　　　6
mild cognitive impairment；MCI
　　　　　　　　　　29,50,65
multidomain intervention　22

― N ―

neurocognitive disorder　11
Ninchisho Chienowa-net Circle of
　wisdom about dementia care-net
　　　　　　　　　　　　　37
non-drug therapy　43

― P ―

person-centred-care　43
phosphorylated tau　56
population attributable risk　1
positron emission tomography　29
prevention　1,22,50,65
protective factor　73
psycho-educational intervention for
　family caregivers　37

― R・S ―

residual function　43
risk factor　1,73
sleep disturbance　60

― T・U ―

tau positron emission tomography
　　　　　　　　　　　　　18
tauopathy　18
total tau　56
ultrasensitive assay　56

Writers File
ライターズファイル（50音順）

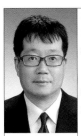

伊東大介
（いとう だいすけ）

1992年	慶應義塾大学医学部卒業
1996年	同大学医学部神経内科，助手
2001年	Post-doctoral fellow, Department of Neurobiology, Pharmacology & physiology, the University of Chicago
2005年	慶應義塾大学医学部神経内科，助手
2006年	同，専任講師

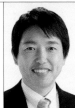

數井裕光
（かずい ひろあき）

1989年	鳥取大学医学部卒業 大阪大学医学部神経科精神科
1995年	同大学大学院医学系研究科博士課程修了
1997年	兵庫県立高齢者脳機能研究センター臨床研究科老年精神科研究室，室長
2002年	大阪大学大学院医学系研究科精神医学教室，助手
2006年	同，講師
2018年	高知大学医学部神経精神科学教室，教授 大阪大学キャンパスライフ健康支援センター，特任教授併任

玉岡 晃
（たまおか あきら）

1980年	東京大学医学部医学科卒業
1982年	同大学医学部附属病院神経内科入局
1986年	東京都老人総合研究所，研究員
1989年	ハーバード大学医学部ブリガム婦人病院神経疾患センター，研究員
1992年	筑波大学臨床医学系神経内科，講師
1997年	同，助教授
2004年	同大学大学院人間総合科学研究科，助教授
2005年	同，教授
2010年	同大学附属病院，副病院長（兼任）同病院ISO・医療業務支援部長（兼任）
2018年	同病院難病医療センター部長（兼任）

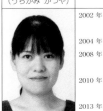

浦上克哉
（うらかみ かつや）

1983年	鳥取大学医学部卒業
1988年	同大学医学部大学院博士課程修了
1989年	同大学脳神経内科，助手
1996年	同，講師
2001年	同大学保健学科生体制御学講座環境保健学分野，教授
2005年	同大学大学院医学系研究科保健学専攻医用検査学分野病態解析学，教授（併任）
2016年	北翔大学，客員教授（併任）

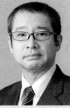

近藤和泉
（こんどう いずみ）

1982年	弘前大学卒業
1988年	London, Bobath Center 脳性麻痺児の神経発達学的治療コース修了
1995年	弘前大学附属脳神経疾患研究施設リハビリテーション部門，助教授
1996〜97年	Canada, McMaster大学，Foreign Researcher
2006年	輝山会記念病院，副院長
2008年	藤田保健衛生大学藤田記念七栗研究所リハビリテーション研究部門，教授
2010年	国立長寿医療研究センター
2018年	同センター，副院長

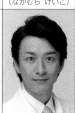

中村桂子
（なかむら けいこ）

2008年	鳥取大学卒業 金沢大学附属病院神経内科，医員
2011年	福井県立病院神経内科，医員
2012年	金沢大学附属病院神経内科，医員
2014年	弘前大学大学院医学研究科脳神経病理学講座へ研究指導委託
2016年	金沢大学医薬保健総合研究科医学専攻（脳医科学専攻 脳老化・神経病態学）修了 富山県中央病院神経内科，副医長
2018年	金沢大学医薬保健総合研究科医学専攻脳老化・神経病態学（脳神経内科学），特任助教

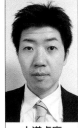

大沢愛子
（おおさわ あいこ）

2002年	和歌山県立医科大学卒業 同大学附属病院診療医臨床研修
2004年	川崎医科大学リハビリテーション科，臨床助手
2008年	埼玉医科大学，助教／同大学国際医療センターリハビリテーション科，医長
2010年	同大学，講師／同大学国際医療センターリハビリテーション科，副診療科長
2013年	国立長寿医療研究センター機能回復診療部，医長
2014年	同センター認知行動科学研究室，室長
2017年	同センターリハビリテーション科部リハビリテーション科，医長

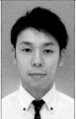

笹栗弘貴
（ささぐり ひろき）

1999年	東京医科歯科大学医学部医学科卒業
2000年	同大学附属病院，研修医
2001年	横須賀共済病院，研修医 東京医科歯科大学附属病院・埼玉県総合リハビリテーションセンター神経内科
2002年	関東中央病院神経内科，医員
2004年	関東中央病院神経内科，医長
2009年	東京医科歯科大学大学院脳神経病態学卒業 埼玉県総合リハビリテーションセンター神経内科，医長
2012年	Mayo Clinic, Jacksonville留学（Department of Neuroscience, Prof. Petrucelli）
2014年	中野総合病院脳卒中科，医長
2016年	理化学研究所脳神経科学研究センター神経老化制御研究チーム（西道隆臣チームリーダー）

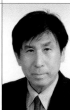

牧迫飛雄馬
（まきざこ ひゅうま）

2001年	国際医療福祉大学卒業 国際医療福祉病院リハビリテーション科
2003年	同大学大学院博士前期課程修了 リハビリ推進センター株式会社
2008年	札幌医科大学保健医療学部，特任助教
2009年	早稲田大学大学院博士後期課程修了
2010年	国立長寿医療研究センター
2011年	日本学術振興会特別研究員，PD
2013年	カナダ ブリティッシュコロンビア大学留学
2014年	国立長寿医療研究センター健康増進研究室，室長
2017年	鹿児島大学医学部保健学科，教授

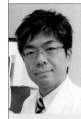

大道卓摩
（おおみち たくま）

2008年	京都府立医科大学卒業 京都第二赤十字病院臨床研修
2010年	京都府立医科大学神経内科
2012年	NHO舞鶴医療センター神経内科
2018年	京都府立医科大学大学院博士課程卒業 京都近衛リハビリテーション病院
2019年	京都大原記念病院 京都府立医科大学神経内科，特任教授

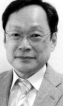

杉本大貴
（すぎもと たいき）

2014年	神戸大学医学部保健学科卒業
2015年	国立長寿医療研究センター，研究員
2016年	神戸大学大学院保健学研究科博士前期課程修了
2017年	日本学術振興会特別研究員DC2
2019年	神戸大学大学院保健学研究科博士後期課程修了 国立長寿医療研究センター，研究員

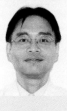

松田博史
（まつだ ひろし）

1979年	金沢大学医学部医学科卒業
1983年	同大学大学院医学博士課程修了
1983年	同大学医学部核医学科，助手
1984〜85年	カナダ，モントリオール神経学研究所，研究員
1992年	金沢大学医学部核医学科，講師
1993年	国立精神・神経センター武蔵病院，放射線診療部長
2004年	埼玉医科大学国際医療センター核医学科，教授・診療科長
2012年	国立研究開発法人国立精神・神経医療研究センター脳病態統合イメージングセンター，センター長

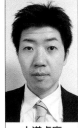

小原知之
（おはら ともゆき）

2003年	九州大学医学部卒業 同大学大学院医学研究院精神病態医学
2011年	同大学大学院医学研究院病態医学専攻博士課程修了 同大学大学院医学研究院精神病態医学，助教
2015年	同，講師
2016年	ハワイ大学老年科，研究員
2017年	九州大学大学院医学研究院精神病態医学，講師

鈴木隆雄
（すずき たかお）

1982年	東京大学大学院理学系研究科修了
1990年	東京都老人総合研究所，研究室長（疫学）
1995〜2005年	東京大学大学院，客員教授（生命科学専攻分野）
1996年	東京都老人総合研究所，研究部長
2000年	同研究所，副所長
2003〜10年	首都大学東京大学，客員教授
2009年	国立長寿医療研究センター研究所，所長
2015年	桜美林大学大学院，教授・老年学総合研究所，所長 国立長寿医療研究センター，理事長特任補佐

和田健二
（わだ けんじ）

1992年	鳥取大学医学部医学科卒業 同大学脳幹性疾患研究施設脳神経内科学部門入局
1997年	同大学大学院医学系研究科生理系専攻博士課程修了
2002年	同大学医学部附属病院，講師（高次集中治療部）
2007年	同，講師（神経内科）
2019年	川崎医科大学認知症学，主任教授

Contents

認知症早期診断・発症進行予防とリハビリテーション

編集／国立長寿医療研究センター副院長　近藤和泉

認知症の発症予防の現状　　　　　　　　　　　　　　　玉岡　　晃　　*1*

アルツハイマー病を中心とする認知症は，現時点では根本的な治療が困難であるため，介入によりコントロール可能な危険因子を改善することが，発症抑制のために重要である．

認知症の MRI 診断　　　　　　　　　　　　　　　　　松田　博史　　*6*

認知症性疾患における 3 次元の全脳 T1 強調画像を解析することにより詳細な部位の萎縮情報のみならず脳内の構造ネットワーク情報も得られるようになってきた．

認知症，MCI，プレクリニカルステージの概念について　和田　健二　　*11*

アルツハイマー病においてバイオマーカーを用いた診断基準が提案され，認知症のみならず，軽度認知障害(MCI)およびプレクリニカルステージと疾患概念は広がった．

認知症・神経変性疾患診療における次世代タウ PET プローブの可能性
─プロティノパチーイメージングの時代を迎えて─　　　伊東　大介ほか　*18*

脳内のタウ蓄積をイメージングするタウ PET は，種々のタウオパチーの鑑別診断やアルツハイマー病(AD)の生物学的重症度評価への応用が期待されている．

認知症の危険因子と防御因子　　　　　　　　　　　　　杉本　大貴ほか　*22*

認知症予防においては，改善可能な危険因子(教育歴，聴力障害，身体活動，血管性危険因子，喫煙，うつ病，社会的孤立，栄養・食事)が重要である．

MCI のスクリーニング　　　　　　　　　　　　　　　中村　桂子ほか　*29*

軽度認知障害(MCI)とは，認知症とも正常ともいえない状態を指し，原因疾患の早期診断が重要である．軽度認知障害の概念，診断，原因疾患，検査について概説する．

BPSD の非薬物療法による予防と治療　　　　　　　　　數井　裕光　　*35*

BPSD(behavioral and psychological symptoms of dementia)は予防が重要で，そのためには，身近にいる家族介護者が，原因疾患，および低下した機能と残存機能を理解して適切に対応できるよう導くことが医療者の役割である．

Monthly Book

MEDICAL REHABILITATION No. 241/2019.10 目次

編集主幹／宮野佐年　水間正澄

初期の認知症に対するリハビリテーション医療　　　　　大沢　愛子ほか　**43**

診断から間もない初期の認知症患者と家族に対して，リハビリテーション医療を行う際の治療の流れとケアの原則，注意点について解説を行う．

認知症予防運動プログラム―コグニサイズ―　　　　　　牧迫飛雄馬　**50**

認知機能の改善・維持のためのひとつの方法として，有酸素運動課題に脳活性を促す認知課題を同時に負荷するコグニサイズ（cognicise）を導入することが勧められる．

AD 早期診断のための血液バイオマーカー　　　　　　　大道　卓摩ほか　**56**

血漿中のアミロイド $\beta42/40$ 比，総タウ蛋白およびリン酸化タウが，近年，免疫沈降-質量分析法や超高感度アッセイを用いて測定が可能となった．

モデル動物から考察するアルツハイマー病予防　　　　　笹栗　弘貴　**60**

現在有望視されているアルツハイマー病（AD）予防方法に関して，マウスモデルを用いて明らかになっている脳内メカニズムを概説した．

認知症予防―病態指標と進行予防―　　　　　　　　　　浦上　克哉　**65**

予防には第 1 次予防から第 3 次予防まであり，病態指標を的確に把握して，すべての予防を先手を打って対策を行っていくことが重要である．

久山町研究からみた認知症予防　　　　　　　　　　　　小原　知之ほか　**73**

福岡県久山町在住の認知症のない高齢住民を長期間追跡した成績を用いて，日本人地域一般住民における認知症の危険因子および防御因子について検証した．

老化にかかわる要因と認知症　　　　　　　　　　　　　鈴木　隆雄　**80**

日本の高齢者の心身の機能向上，なかでも教育期間の延長は認知症有病率に影響する可能性が高い．

❖キーワードインデックス　前付 4
❖ライターズファイル　前付 5
❖ピン・ボード　87
❖既刊一覧　91
❖次号予告　92
❖掲載広告一覧　92

読んでいただきたい文献紹介

　まず最初に，認知症の早期診断および予防と進行防止を目的としたリハビリテーション医療にかかわるすべての方に読んでいただきたいのが，Whitehouse 教授の著書"The myth of Alzheimer's"である[1]．その序文の一番最初に書かれているように，これは脳の加齢性の変化に対する新しい展望を与える書籍であり，アルツハイマー病（AD）の患者およびその家族の AD に対するより良い理解を助けてくれる．AD を代表とする認知症は疾病ではなく，正常老化の一つの結果に過ぎないとする Whitehouse 教授の論点は少し極論過ぎるかもしれないが，認知症患者とその家族にとっては救いとなり得るし，根治薬がない中での治療およびケアとリハビリテーションの可能性を切り開いていく研究者と治療者に，その視点は新しい考え方を与えてくれる．

　Livingston 博士を代表とするランセット認知症予防，介入，ケアに関する国際委員会は，2017 年にリスク因子をコントロールすることで認知症の 1/3 の発症を遅らせるか，または予防する可能性があるとしている[2]．この発症時期の遷延化は現在の認知症予防の中心的な概念の一つとなっており，Livingston 博士は認知症の発症が 5 年遅れた場合，認知症の有病率は半減する可能性があると述べている．委員会はリスク要因の多くは，特定のライフステージで発生するが，喫煙や高血圧などの一部の要因は，すべてのライフステージで違いを生む可能性があるとし，9 つの修正可能なリスク要因は，①若年期：最高 15 歳までの教育，②中年期：高血圧，肥満，難聴，③老年期：うつ病，糖尿病，物理的な不活動，喫煙，社会的接触が少ないこととしている．

　「編集企画にあたって」の中でも触れたが，AD の発症にかかわるとされている生活習慣の中で，最近注目されているのは身体活動である．鈴木ら[3]は認知症の前段階とされている軽度認知機能障害（mild cognitive impairment；MCI）の人たちに身体活動をしてもらい，認知機能が低下していくかを検討した研究のサブ解析で，対照群に比べて運動群の健忘性の MCI では，MMSE のスコアと論理的記憶が有意に高く，また全脳の萎縮も有意に軽減化されたとしている．ただし，一方で身体活動が認知症のリスクを減らすことには関連しないという意見もあり，Sabia ら[4]は，平均追跡期間が 27 年間である前向きコホート研究で認知症の身体活動は診断を受ける 9 年前から徐々に低下しており，さらにその差は，診断直前により顕著になっていたという結果から，身体活動とその後の 15 年間の認知機能低下の間に関連性には疑問があり，身体活動を盛んに行っている人で認知症リスクが低いことを示した先行研究は発症前の段階における身体活動レベルの低下に起因しているのかもしれないとしている．

　認知症は基本的には脳の細胞の加齢に伴って起こる病理学的な変化に伴って細胞死が起こることに起因し，神経細胞の活動低下は多少の差はあっても脳全体に生じるので，発症前から記憶に関連する部位のみではなく，身体活動にかかわる部位でも変性が起こっている可能性がある．認知症に対するリハビリテーションはそのことを意識して行われるべきである．

1) Whitehouse PJ, George D：The myth of Alzheimer's：what you aren't being told about today's most dreaded diagnosis. St. Martin's Press, 2017.
2) Livingston G, et al：Dementia prevention, intervention, and care. Lancet, 390：2673-2734, 2017. doi：10.1016/S0140-6736(17)31363-6.
3) Suzuki T, et al：A randomized controlled trial of multicomponent exercise in older adults with mild cognitive impairment. PLoS One, e61483, 2013. doi：10.1371/journal.pone.0061483.
4) Sabia S, et al：Physical activity, cognitive decline, and risk of dementia：28 year follow-up of Whitehall II cohort study. BMJ, 357：j2709, 2017. doi：10.1136/bmj.j2709.

（近藤和泉）

特集／認知症早期診断・発症進行予防とリハビリテーション

認知症の発症予防の現状

玉岡　晃*

Abstract　高齢化社会の到来により，認知症は21世紀最大の健康・社会問題となっており，その予防は喫緊の課題である．2015年の認知症患者は世界中で約4,700万人と推計されており，2050年には3倍に増加するものと予想されている．認知症には様々な危険因子が知られているが，介入によりコントロール可能な危険因子を改善することが，認知症の発症抑制につながる．若年期の教育，中年期の難聴，高血圧，肥満，老年期の喫煙，うつ，運動不足，社会的孤立，糖尿病に対する介入により認知症の約1/3の発症を遅延ないし予防できると考えられている．認知症最大の原因疾患であるアルツハイマー病でも，糖尿病，中年期の脂質異常症，中年期の肥満，喫煙，うつ，不活発な知的活動あるいは低学歴，身体的不活発に対する介入により多数の患者の発症を予防できる可能性が示唆されている．

Key words　認知症(dementia)，アルツハイマー病(Alzheimer's disease)，危険因子(risk factor)，予防(prevention)，人口寄与危険度(population attributable risk)

認知症の疫学と病型

アルツハイマー病(Alzheimer's disease；AD)は認知症の最大の原因疾患であり，その60～80%を占めると言われている．アルツハイマー協会の推計[1]によると，米国全体で2019年時点で580万人が罹患しているものと考えられている．認知症者数は2015年時点では全世界で4,700万人と推計されており，2050年には3倍になることが想定されている[2]．

我が国の65歳以上人口における認知症有病率は15%と推定されており，平成24(2012)年時点では65歳以上の高齢認知症者は462万人と推計された．診断が確定した認知症ではADが67.6%と最も多く，次いで血管性認知症(VaD)が19.5%，Lewy小体型認知症(DLB)／認知症を伴ったParkinson病(PDD)が4.3%であった[3]．65歳未満で発症した若年性認知症の有病率は10万人当たり47.6人と推計され，VaDが最も多く，次いでAD，外傷，前頭側頭型認知症であった[4]．

認知症の危険因子

認知症の発症予防のためには，その最大の原因疾患であるADの発症予防が重要となる．発症を高々1年遅らせることにより，今後40年の間にADの有病者数を9百万人以上減少させられる可能性が示唆されている[1]．

ADの危険因子には遺伝性のものと非遺伝性のものがあるが，ADの非遺伝性危険因子の中で，予防や治療の介入が可能なものには，心血管系の危険因子(高血圧，糖尿病，肥満など)，心理社会的要因(抑うつなど)，行動特性(身体的，精神的不活発や喫煙など)が，多くの観察研究により報告されている．

* Akira TAMAOKA，〒305-8575　茨城県つくば市天王台1-1-1　筑波大学医学医療系神経内科学，教授

1．予防や管理が可能な危険因子

1）高血圧

高血圧とADや認知症の発症リスクとの関連についての系統的再評価では，中年期における高血圧と老年期におけるADや認知症の発症リスクの増加との関連が示されたが，老年期における高血圧とADや認知症との関連は一定した結果は出されていない．一方，老年期における低血圧は特に降圧剤服用者においてADや認知症の発症リスクと相関していた．高血圧の治療により，ADや認知症の発症リスクが軽減されるか否かを検討したメタ解析により，降圧剤治療は認知症の発症率に有意な変化を及ぼさなかったが，MMSE(Mini Mental State Examination)による認知機能に有意な改善をもたらしたとするもの[5]，認知症の発症率の低下が認められたとするもの[6]，降圧剤の種類に依存するというもの[7]などの報告がみられる．

2）糖尿病

糖尿病はADや認知症の発症リスクを高めることが報告されてきた．Luら[8]のメタ解析によると，ADの相対危険度は1.39であり，認知症全体の相対危険度は1.47であった．

3）肥満

BMIが全認知症の発症リスクと相関するという研究や肥満が認知症やADのリスクを増加させるという報告があり，肥満とADの統合オッズ比は1.80と有意であることが示された[9]．他のメタ解析でも，肥満とADの相関について相対危険度1.59と同様の結果が出されている[10]．年齢との関係では，中年期の肥満は認知症の発症リスクを有意に増加する一方，老年期の肥満は認知症のリスクを減少させ，痩せはリスクを増加させることが報告されている[11]．老年期のBMIの低値はADや認知症のリスクの増加と相関するという研究もみられる[12][13]．発症の10年前からBMIの減少が認められるという報告もある[13][14]．

4）脂質異常症

フィンランド人男性のコホート研究により，中年期における高コレステロール血症（＞6.5mmol/l）のAD罹患率のオッズ比が年齢やApoE-ε4で調整後でも3.1であることが示された[15]．その後，CAIDE研究においても，中年期における6.5mmol/lを超える血清総コレステロールは，ADの危険率をオッズ比2.6で有意に増大させていた[16]．老年期における血清総コレステロールと認知症／ADの罹患率との関係については，相反する結果が報告されており，未だ確立していない．

5）うつ病

メタ解析により，うつ病の既往がある群は既往がない群に比べて約2倍認知症の発症リスクが高いことが示されている[17]．ADに関しても同様の結果が得られており，メタ解析の統合オッズ比が，症例対照研究では2.03，コホート研究では1.90であった[18]．

6）身体的活動

メタ解析により，身体的活動と認知症との相関が示されており，相対危険度が認知症全体では0.72，ADでは0.55と報告されている[19]．身体的不活発の相対危険度は，認知症全体で1.39，ADでは1.82となった．身体的不活発が認知機能低下と相関していることを示す，別の系統的再評価も出されている[20]．RCTでも，健常な座りがちの高齢者で運動を始めた群は認知機能，特に精神処理速度の有意な改善がみられたことが示された[20]．

7）喫煙

初期の症例対照研究では，喫煙がADのリスクを軽減するという報告もあった[21]が，その後の縦断的研究によりADや認知症のリスクは喫煙により増加することが示された[22]~[24]．メタ解析でも，喫煙が認知症やADのリスクを増加させることが確認された[22][24]．

8）不活発な知的活動，低学歴

いわゆる認知予備力の指標としての高学歴，職業的達成，知能，精神的刺激のある余暇活動はすべて認知症のリスクを低減した[25]．すなわち，認知症のオッズ比は認知予備力が低い場合に有意に

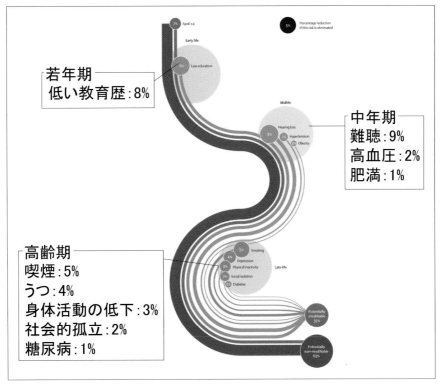

図 1. 認知症における介入可能な危険因子の寄与度の生涯モデル
(文献 2 より改変して引用)

増加した．低学歴とADや認知症のリスクとの関係をみたものでは[26]，ADに対しては相対危険度が1.80，認知症については，1.59であった．RCTでも健常高齢者における認知機能への介入が，認知機能の改善をもたらすことが示された[27)28]．

2．危険因子の人口寄与危険度(population attributable risks；PAR)

PARの推計により，ADの約半数は予防や治療の介入が可能な危険因子(糖尿病，中年期の脂質異常症，中年期の肥満，喫煙，うつ，不活発な知的活動あるいは低学歴，身体的不活発)に起因する可能性が考えられているが，これらの有病率をすべて10％低減できれば，全世界で110万人，米国で18万4千人のAD患者を減少できるものと考えられており，25％低減すれば，それぞれ300万人，49万2千人を減らせるものと予想されている[29]．危険因子間の非独立性を補正してPARを算出すると，約1/3のADが上記の危険因子に起因するものと推計され，これらの10％を10年間で抑制できれば，2050年にはADの有病率は8.3％減少するものと考えられた[30]．

各危険因子の全体の人口寄与割合(population attributable fraction；PAF)に対する相対的寄与を算出した報告では，認知症の予防可能な可変因子の制御により35％の認知症が予防可能であることが示された[2]．これらは年代によって分類され，若年期は低い教育歴(PAF：8％)，中年期は難聴(9％)，高血圧(2％)，肥満(1％)，高齢期は喫煙(5％)，うつ(4％)，身体活動の低下(3％)，社会的孤立(2％)，糖尿病(1％)が挙げられている(図1)．

ADをはじめとする認知症の根本的な治療が臨床的に使用可能となるまでは，こうした介入可能な危険因子の予防や治療が極めて重要である．

おわりに

本稿で取り上げたADの危険因子には予防，治療が可能なものが多く含まれており，約半数のAD患者はこれらの介入可能な危険因子と関連があるものと予想されている．ADの治療は，理想的には疾患修飾薬の開発により認知症の根治や発症抑制が可能となることであるが，未だ実現は程遠い状況である．ADを含めた認知症の発症予防

のためには，その危険因子の削減と防御因子の促進を年代に応じて適切に行うことが現実的な介入法である．教育，高血圧および糖尿病の予防と適切な管理，禁煙，定期的な運動，適切な食生活などを心がけることが重要であると考えられる．

文　献

1) Alzheimer's Association：Alzheimer's Association Report. 2019 Alzheimer's disease facts and figures. *Alzheimer's & Dementia*, **15**：321-387, 2019.

2) Livingston G, et al：Dementia prevention, intervention, and care. *Lancet*, **390**(10113)：2673-2734, 2017.
   Summary　認知症の予防可能な危険因子の制御により，35%の認知症を予防可能であることが示された．

3) 厚生労働科学研究費補助金(認知症対策総合研究事業)：平成23(2011)年度～平成24(2012)年度総合研究報告書．

4) Ikejima C, et al：Multicenter population-based study on the prevalence of early onset dementia in Japan：vascular dementia as its prominent cause. *Psychiatry Clin Neurosci*, **68**：216-224, 2014.

5) Mc Guinness B, et al：Blood pressure lowering in patients without prior cerebrovascular disease for prevention of cognitive impairment and dementia. *Cochrane Database Syst Rev*, **4**：2009. (CD004034.)

6) Peters R, et al：Incident dementia and blood pressure lowering in the Hypertension in the Very Elderly Trial cognitive function assessment(HYVET-COG)：a double-blind, placebo controlled trial. *Lancet Neurol*, **7**：683-689, 2008.

7) Wang JG, et al：Antihypertensive treatment and prevention of stroke and dementia. *Semin Cerebrovasc Dis Stroke*, **2003**：155-164, 2003.

8) Lu FP, et al：Diabetes and the risk of multi-system aging phenotypes：a systematic review and meta-analysis. *PLoS One*, **4**：e4144, 2009.

9) Beydoun MA, et al：Obesity and central obesity as risk factors for incident dementia and its subtypes：a systematic review and meta-analysis. *Obes Rev*, **9**：204-218, 2008.

10) Profenno LA, et al：Meta-analysis of Alzheimer's disease risk with obesity, diabetes, and related disorders. *Biol Psychiatry*, **67**：505-512, 2010.

11) Fitzpatrick AL, et al：Midlife and late-life obesity and the risk of dementia：cardiovascular health study. *Arch Neurol*, **66**：336-342, 2009.

12) Barnes DE, et al：Predicting risk of dementia in older adults：the late-life dementia risk index. *Neurology*, **73**：173-179, 2009.

13) Dahl AK, et al：Overweight and obesity in old age are not associated with greater dementia risk. *J Am Geriatr Soc*, **56**：2261-2266, 2008.

14) Knopman DS, et al：Incident dementia in women is preceded by weight loss by at least a decade. *Neurology*, **69**：739-746, 2007.

15) Notkola IL, et al：Serum total cholesterol, apolipoprotein E epsilon 4 allele, and Alzheimer's disease. *Neuroepidemiology*, **17**：14-20, 1998.

16) Kivipelto M, et al：Apolipoprotein E epsilon4 allele, elevated midlife total cholesterol level, and high midlife systolic blood pressure are independent risk factors for late-life Alzheimer disease. *Ann Intern Med*, **137**：149-155, 2002.

17) Jorm AF：History of depression as a risk factor for dementia：an updated review. *Aust NZ J Psychiatry*, **35**：776-781, 2001.

18) Ownby RL, et al：Depression and risk for Alzheimer disease：systematic review, meta-analysis, and metaregression analysis. *Arch Gen Psychiatry*, **63**：530-538, 2006.

19) Hamer M, Chida Y：Physical activity and risk of neurodegenerative disease：a systematic review of prospective evidence. *Psychol Med*, **39**：3-11, 2009.

20) Rolland Y, et al：Physical activity and Alzheimer's disease：from prevention to therapeutic perspectives. *J Am Med Dir Assoc*, **9**：390-405, 2008.

21) Almeida OP, et al：Smoking as a risk factor for Alzheimer's disease：contrasting evidence from a systematic review of case-control and cohort studies. *Addiction*, **97**：15-28, 2002.

22) Anstey KJ, et al：Smoking as a risk factor for dementia and cognitive decline：a meta-analysis of prospective studies. *Am J Epidemiol*, **166**：367-378, 2007.

23) Cataldo JK, et al：Cigarette smoking is a risk factor for Alzheimer's disease：an analysis controlling for tobacco industry affiliation. *J Alzheimers Dis*, **19**：465-480, 2010.

24) Peters R, et al：Smoking, dementia and cognitive decline in the elderly, a systematic review. *BMC Geriatr*, **8**：36, 2008.

25) Valenzuela MJ：Brain reserve and the prevention of dementia. *Curr Opin Psychiatry*, **21**：296-302, 2008.

26) Caamano-Isorna F, et al：Education and dementia：a meta-analytic study. *Neuroepidemiology*, **26**：226-232, 2006.

27) Ball K, et al：Effects of cognitive training interventions with older adults：a randomized controlled trial. *JAMA*, **288**：2271-2281, 2002.

28) Willis SL, et al：Long-term effects of cognitive training on everyday functional outcomes in older adults. *JAMA*, **296**：2805-2814, 2006.

29) Barnes DE, Yaffe K：The projected effect of risk factor reduction on Alzheimer's disease prevalence. *Lancet Neurol*, **10**：819-828, 2011.
　Summary　アルツハイマー型認知症の約半数は予防や治療の介入が可能な危険因子（糖尿病，中年期の脂質異常症，中年期の肥満，喫煙，うつ，不活発な知的活動あるいは低学歴，身体的不活発）に起因する可能性が考えられている．

30) Norton S, et al：Potential for primary prevention of Alzheimer's disease：an analysis of population-based data. *Lancet Neurol*, **13**：788-794, 2014.
　Summary　危険因子間の非独立性を補正したPAR によると，約 1/3 の AD が予防や治療の介入が可能な危険因子に起因するものと推計され，これらの 10% を 10 年間で抑制できれば，2050 年には AD の有病率は 8.3% 減少するものと考えられた．

特集／認知症早期診断・発症進行予防とリハビリテーション

認知症のMRI診断

松田博史*

Abstract 認知症性疾患の診療においてMRIは，脳血管性障害や脳腫瘍の除外診断ばかりでなく，神経変性疾患による認知症の早期診断や鑑別診断に広く用いられている．特に，3次元の全脳T1強調画像から健常者データベースと比較することにより，コンピュータで自動的に判定される灰白質や白質の体積は疾患特異的な萎縮の診断に有用である．一方で，単純な一部位の変化だけでなく，脳のすべての部位の体積や活動を機械がパターン認識することにより，自動診断を行う解析法も発達している．さらには，高解像度のT2強調画像と併用することにより，側頭葉内側の亜区域の自動的な体積測定も可能となり，アルツハイマー病では，嗅内皮質，海馬支脚，CA1領域の選択的萎縮がみられている．別の観点からグラフ理論に基づいて全脳T1強調画像から解析される構造ネットワーク情報は，萎縮検出では評価できないネットワーク異常を早期から検出できる可能性を秘めている．

Key words magnetic resonance imaging；MRI，アルツハイマー病（Alzheimer's disease），画像解析（image analysis）

はじめに

認知症性疾患の診療においてMRIは脳血管性障害や脳腫瘍の除外診断ばかりでなく，神経変性疾患による認知症の早期診断や鑑別診断に広く用いられるようになった．この理由の1つに挙げられるのが，コンピュータによる萎縮の自動診断である．本邦で広く用いられているVoxel-based Specific Regional analysis system for Alzheimer's Disease（VSRAD®）[1]は，3次元の全脳T1強調画像により側頭葉内側部の萎縮程度を健常高齢者のデータベースと比較したZスコアで表すことができ，経年的な変化を追うことも容易である．また，全脳の灰白質と白質における有意な萎縮部位をカラー表示することが可能であり，種々の認知症性疾患の診断に用いられている[2]（図1）．一方，FreeSurferなどの解析ソフトウェアにより全脳の詳細な部位の体積や皮質の厚さも全自動で測定できるようになった．我々の検討では[3]，嗅内皮質の厚さと遅延再生能力および扁桃近傍の皮質厚とうつ症状の有意な相関が得られており，全脳T1強調画像の認知症における有用性が確認されている．

MRIでは通常の構造MRIに加え，拡散テンソル画像，安静時機能結合MRI，arterial spin labelingなど脳の線維連絡や脳機能ネットワークおよび脳血流情報も提供することができ，認知症においても数多くの研究成果が報告されている．しかし，これらの先進的な画像は用いるMRI装置への依存性が高く，全施設にわたって普遍的な画像所見が得られるとは限らない．また，安静時機能結合MRIでは眠気などの生理的因子も影響することが知られている．これらの点から，MRI装置依存性が比較的低い全脳T1強調画像への期待が高

---

* Hiroshi MATSUDA, 〒187-8551 東京都小平市小川東町4-1-1 国立精神・神経医療研究センター脳病態統合イメージングセンター，センター長

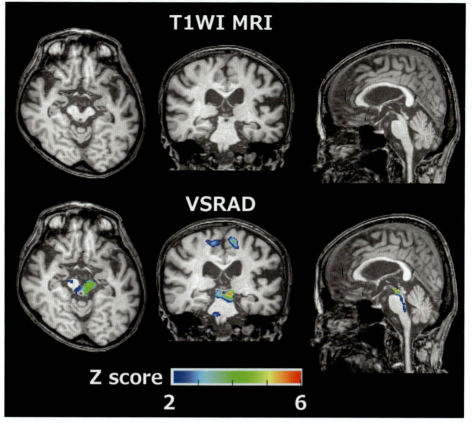

図 1. VSRAD® による白質体積の解析
健常者白質データベースとの比較において進行性核上性麻痺患者の中脳にカラーのZスコアマップが表示され，同部に有意の萎縮がみられることが自動的に判定できる．

まっている．本稿では，この全脳T1強調画像による最近の研究動向を中心に述べる．

機械学習

認知症性疾患における脳画像解析の分野で，機械学習に関する報告がここ数年で大きく増加している．機械学習とは，与えられたデータからコンピュータが規則性を学習し，人による指示・介入がなくてもデータを認識することを目的とした技術である．脳画像解析分野では，単純な一部位の変化だけでなく，脳のすべての部位の体積や活動を機械がパターン認識することにより，中枢神経疾患の診断や臨床指標の構築に役立てられることが期待されている．認知症性疾患においても，特にsupport vector machine(SVM)などを用いた機械学習による脳画像の分類アルゴリズムの研究が盛んに行われている．我々のJapanese Alzheimer's Disease Neuroimaging Initiative(J-ADNI)データを用いた検討では[1]，健常者とアルツハイマー型認知症の鑑別，健常者と軽度認知障害の鑑別，軽度認知障害において認知症に移行した群と移行しなかった群の識別正診率は，それぞれ84.2%，70.4%，および61.1%であった．この正診率は機械学習を用いた他の報告と同様である．

これらの報告は個人ベースでの脳画像解析の臨床応用を強く期待させる一方で，MRIスキャナーや撮像プロトコルが異なる外部データを用いた際に精度が下がるという一般化可能性(generalizability)に関する問題があり，実際の臨床への応用には未だ障壁が残されている．各疾患の解剖学的特徴を考慮せずノイズなども自動的に取り込んで機械学習してしまった結果として，判別モデルの過剰適合(overfitting)が起こることがその一因であり，今後の課題の1つである．

より最近では，分類・判別といったカテゴリ変数を越えて，年齢などの連続変数に適合させる機

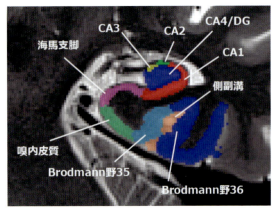

図 2. 内側側頭部サブフィールド解析
Automatic segmentation of hippocampal subfield により自動的に分割された内側側頭部の亜区域.

械学習も行われるようになった．特に，多数の脳画像とその年齢を機械学習させ，新たな脳画像が入力された際にその画像の年齢を予測させる，Brain-Age と呼ばれる技術が出現した[5]．MRI から推定した脳年齢と暦年齢の差を Brain-Age スコアと呼ぶ．我々の J-ADNI データを用いた検討では[6]，Brain-Age スコアはアルツハイマー型認知症では 5.4 年，軽度認知障害において認知症に移行した群は 3.2 年，認知症に移行しなかった群は 2.4 年であった．また，この Brain-Age スコアは Mini-Mental State Examination, Clinical Dementia Rating, Alzheimer's Disease Assessment Scale-cognitive subscale などの臨床指標と相関がみられ，バイオマーカ指標としての有用性が確認された．いくつか注意すべき問題点を含むものの，こういった機械学習による脳画像解析には今後の認知症性疾患の臨床を大きく変化させる潜在能力があるものとして期待されている．

内側側頭部サブフィールド解析

アルツハイマー病では嗅内皮質や海馬の選択的な萎縮がみられることが特徴である．一方で，海馬はアンモン角（cornu ammonis；CA）と呼ばれる 4 つのサブフィールドおよび歯状回（dentate gyrus；DG）からなり，さらに周囲には海馬支脚，嗅内皮質，嗅周皮質などの関連する亜区域が存在する．海馬サブフィールドは各々の構造は小さいが，実際の役割や細胞構造がかなり異なるため，海馬全体を 1 つの構造として解析するだけでは不十分であることが近年提唱されている．従来の T1 強調 MRI だけではこれらを正確に描出・区別するのが難しく，高解像度の T2 強調画像も併用したセグメンテーションの有用性が認知性疾患で報告されている．アルツハイマー病では，嗅内皮質，海馬支脚，CA1 が早期から選択的に萎縮する一方で，CA2 および CA3 の萎縮はほとんどみられず[7)8)]，亜区域体積測定の早期診断への応用の可能性が期待されている．

こういったサブフィールドの体積測定に際し，当初は手作業による測定がなされていたが，特殊なトレーニングと時間が必要なことが問題点であり，近年では自動で容積測定を行える automatic segmentation of hippocampal subfield [9]（図 2）などのソフトウェアが開発され，より臨床応用しやすく再現性も高いことが予想される．

グラフ理論によるネットワーク解析

数学の一分野であるグラフ理論に基づくネットワーク解析は，あらゆるモダリティに応用が可能である．我々の周囲にはインターネットや飛行機の航路，ラジオやテレビの放送網など多種多様なネットワークが存在している．このネットワークが情報の伝達や共有のスピードや範囲を決めている．脳においてもこのようなネットワークが存在すると考えられ，その分析は数学やコンピュータを用いて盛んに行われるようになってきた[10]．脳におけるネットワークは多数のノード（点）と，ノード間に張られるエッジ（線）によって構成される．あるノードが張るエッジの本数をそのノードの次数という．ネットワークのトポロジカルな性質はネットワークを構成する各ノード次数のみから完全に決まるものではない．各ノードの次数に加え，隣接ノード間の次数の相関性やノードが塊をなすクラスタ性などの情報がネットワークトポロジの特徴を決定する主要因となることが解明されてきている．クラスタ性とはある頂点の隣接頂点同士も隣接である割合が大きいことを示し，具

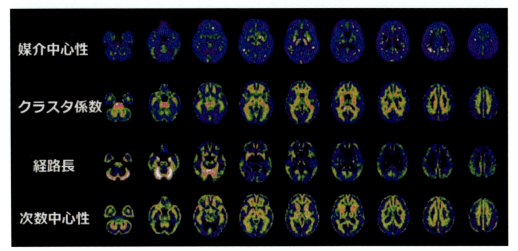

図 3. 個人脳の T1 強調画像から計算されたネットワーク画像
T1 強調画像から抽出された灰白質画像の全脳領域における類似性から
グラフ理論に基づき作成されるネットワークパラメータ画像.

体的には三角形のネットワークがどれほど含まれているかを示す．このようなノードとエッジからなる脳の複雑なネットワークをグラフ理論にて解析していくと，単なる統計学的手法では検出できない病態をみることができる．ただし，グラフ理論は全脳の機能領域の相互の関係性を，領域を取り囲むネットワークの観点から論じる構造的指向性の強い理論であり，各領域の性質や特徴は分析において排除される．

脳はネットワークの中の任意の2つのノードがわずかなノードを介するだけで繋がっているというスモールワールド性を有している．この性質を高めるためには，経路長と呼ばれるノード間の経路が短く，さらにネットワークの中でクラスタ性が高い必要がある．また，ネットワークの中でどのノードが重要であるかに注目する中心性指標が求められる．この中心性指標の中で重要視されている指標に媒介中心性がある．任意のノードペア間の経路を媒介する割合の高いノードは重要であるという概念であり，脳機能の相互作用に関与するといわれている．また，中心性指標の高いノードはハブと呼ばれる．

このようなグラフ理論によるネットワーク解析は主に安静時機能結合 MRI や拡散テンソル画像において行われてきたが，近年，T1 強調画像による構造 MRI にも応用されるようになってきた[11]．

構造 MRI の voxel-based morphometry による萎縮検出に加えてネットワーク異常も検出することができ，アルツハイマー病において未だ萎縮のみられていない後部帯状回や頭頂葉皮質におけるネットワーク異常が報告されている[12]．さらに最近では，一個人の構造 MRI の灰白質分布の類似性からネットワーク情報を得ることが可能となった[13)14)]．一個人の灰白質画像から媒介中心性，クラスタ係数，経路長，および次数中心性のパラメータ画像を得ることができ（**図3**），萎縮のほとんどみられないプレクリニカル期のアルツハイマー病でのネットワーク異常の検出が期待されている．

おわりに

構造 MRI としては，T1 強調画像以外に拡散強調 MRI が挙げられる．拡散強調 MRI の分野では，拡散テンソルイメージングによる異方性拡散（fractional anisotropy；FA）などを用いた白質線維の解析が従来は多く行われてきた．一方，近年ではさらにその密度や方向性，ミエリン鞘といった組織の微小構造を画像化する解析手法が出現してきている．特に拡散テンソルイメージングの拡張として開発された diffusion kurtosis imaging（DKI）や，神経突起の密度・方向性をみる neurite orientation dispersion and density imaging

（NODDI），ミエリン鞘を可視化する q-Space imaging（QSI）などの先端的な脳画像解析が注目されている．すでにアルツハイマー病におけるQSI の有用性が報告されており[15]，これまで得られなかった脳の微小構造に関する情報を与える解析技術として，さらなる知見が待たれる．

文　献

1）Matsuda H, et al：Automatic voxel-based morphometry of structural MRI by SPM8 plus DARTEL improves the diagnosis of probable Alzheimer's disease. *AJNR Am J Neuroradiol*, **33**：1109-1114, 2012.

2）Sugiyama A, et al：Thalamic involvement determined using VSRAD advance on MRI and easy Z-score analysis of ^{99m}Tc-ECD-SPECT in Gerstmann-Sträussler-Scheinker syndrome with P102L mutation. *J Neurol Sci*, **373**：27-30, 2017.

3）Fujishima M, et al：Mild cognitive impairment, poor episodic memory, and late-life depression are associated with cerebral cortical thinning and increased white matter hyperintensities. *Front Aging Neurosci*, **6**：306, 2014.

4）Beheshti I, et al：Classification of Alzheimer's disease and prediction of mild cognitive impairment conversion using histogram-based analysis of patient-specific anatomical brain connectivity networks. *J Alzheimers Dis*, **60**：295-304, 2017.

5）Gaser C, et al：BrainAGE in Mild Cognitive Impaired Patients：Predicting the Conversion to Alzheimer's Disease. *PLoS One*, **8**：e67346, 2013.

6）Beheshti I, et al：The association between "Brain-Age Score"（BAS）and traditional neuropsychological screening tools in Alzheimer's disease. *Brain Behav*, **8**：e01020, 2018.

7）Gertje EC, et al：Clinical application of automatic segmentation of medial temporal lobe subregions in prodromal and dementia-level Alzheimer's disease. *J Alzheimers Dis*, **54**：1027-1037, 2016.

8）Sone D, et al：Regional tau deposition and subregion atrophy of medial temporal structures in early Alzheimer's disease：A combined positron emission tomography/magnetic resonance imaging study. *Alzheimers Dement（Amst）*, **9**：35-40, 2017.

9）Yushkevich PA, et al：Automated volumetry and regional thickness analysis of hippocampal subfields and medial temporal cortical structures in mild cognitive impairment. *Human brain mapping*, **36**：258-287, 2015.

10）Bullmore ET, et al：Brain graphs：graphical models of the human brain connectome. *Annu Rev Clin Psychol*, **7**：113-140, 2011.

11）Hosseini SM, et al：GAT：a graph-theoretical analysis toolbox for analyzing between-group differences in large-scale structural and functional brain networks. *PLoS One*, **7**：e40709, 2012.

12）Matsuda H：MRI morphometry in Alzheimer's disease. *Ageing Res Rev*, **30**：17-24, 2016.

13）Tijms BM, et al：Similarity-based extraction of individual networks from gray matter MRI scans. *Cereb Cortex*, **22**：1530-1541, 2012.

14）Tijms BM, et al：Single-subject gray matter graph properties and their relationship with cognitive impairment in early- and late-onset Alzheimer's disease. *Brain Connect*, **4**：337-346, 2014.

15）Ota M, et al：Changes of myelin organization in patients with Alzheimer's disease shown by q-space myelin map imaging. *Dement Geriatr Cogn Disord Extra*, **9**：24-33, 2019.

特集／認知症早期診断・発症進行予防とリハビリテーション

認知症，MCI，プレクリニカルステージの概念について

和田健二*

Abstract 認知症とは，正常に発達した認知機能が後天的な脳の障害によって持続的に低下し，日常生活や社会生活に支障をきたすようになった状態をいう．軽度認知障害は，認知機能の軽微な低下はあるものの認知症の診断基準に該当しない状態で，認知症の前段階を指す．分子標的治療による疾患修飾薬の開発が進む中，バイオマーカー研究が進歩し，特にアルツハイマー病においては，生体において根底にある病態生理学的過程を捉えることが可能となった．現時点では，疾患修飾薬の適切な治療導入時期についての結論は出ていないが，より早い段階での治療介入が必要であるという考えが広まり，特異的な臨床症状が発現してないが病理学的変化がみられる時期をプレクリニカルステージと呼び，発症前段階に対する科学的理解を進めるための共通言語として創出され，同時期に対する治療の評価法のための基盤が整備された．

Key words アルツハイマー病(Alzheimer's disease)，手段的日常生活動作(instrumental activities of daily living)，神経認知障害(neurocognitive disorder)

はじめに

認知症研究の進歩とともに認知症の疾患概念は拡大した．かつてアルツハイマー病は認知症症状が顕在化した臨床症候群を指していた．1990年代になり，認知症と診断される前段階で，認知症発症リスクにある個人を捉えようとする研究が行われ，認知症の前駆段階である軽度認知障害に焦点が当てられるようになった．日常生活が自立している軽度認知障害とは対照的に，認知症における生活障害が強調されるようになった．バイオマーカー研究も進歩し，根底にある病態生理学的過程も推定できるようになった．疾患修飾薬の開発が進む中，軽度認知障害より早い時期での治療介入の必要性が考えられるようになり，プレクリニカルステージという概念も創出された．アルツハイマー病の概念は，今や認知症，軽度認知障害，プレクリニカルステージの幅広い状態として捉えるようになった．本稿では，認知症，軽度認知障害，プレクリニカルステージについて概説する．

認知症

1．認知症とは

認知症とは，一度正常に発達した認知機能が後天的な脳の障害によって持続的に低下し，日常生活や社会生活に支障をきたすようになった状態をいい，それが意識障害のないときにみられる．介護保険法では，「脳血管疾患，アルツハイマー病その他の要因に基づく脳の器質的な変化により日常生活に支障が生じる程度にまで記憶機能およびその他の認知機能が低下した状態」と定義されている．

認知症，特にアルツハイマー型認知症と区別すべき病態には，生理的な健忘，せん妄，うつ病が

* Kenji WADA，〒 700-8505 岡山県岡山市北区中山下 2-6-1　川崎医科大学認知症学，主任教授

表 1. NIA-AA による認知症の主要臨床基準の要約

1．職業上や普段の生活で役割を果たす能力に支障
2．役割を果たす，遂行する際に，以前よりその水準が低下している．
3．せん妄や精神疾患では説明できない．
4．認知機能障害は以下の 2 つを組み合わせて検出され，診断される．
　(1) 患者と患者をよく知る情報提供者からの病歴聴取
　(2) ベッドサイドでの精神状態の検査や神経心理学的テストによる客観的な
　　　認知機能評価．
5．認知機能や行動の障害は次の領域の最低 2 つ以上を含むものとする．
　a．新しい情報を獲得し，記憶する能力の障害
　b．複雑な課題の推論や処理の障害，判断力の低下
　c．視空間認知機能の低下
　d．言語機能(話す，読む，書く)の障害
　e．人格，行動，態度の変化

(文献 1 より)

あり，その他にも学習障害や精神遅滞がある．生理的な健忘では，体験の部分的なもの忘れであり，進行も緩やかであることで，病識や見当識は保たれ，日常生活へ支障をきたすことが少ない．せん妄は意識障害を伴う急性の精神症状で，身体疾患や環境の変化，薬剤による影響などが誘引となることが多く，注意の集中や維持が困難となるため，認知症との鑑別が重要である．せん妄の症状は変動するため，症状が持続する認知症とは異なるが，せん妄と認知症は合併してみられることが多い点に注意する．うつ病による偽性認知症は動作，思考緩慢や集中困難を生じるため，記憶力の低下や判断の障害が起こる．自覚症状として記銘力障害を強く訴えるが，アルツハイマー病のように記憶や遂行機能の障害が永続することはない．

2．認知症の診断基準

代表的な認知症の診断基準には，米国国立老化研究所／アルツハイマー病協会(NIA-AA)，米国精神医学会による精神疾患の診断・統計マニュアル第 5 版(DSM-5)や世界保健機関による国際疾病分類第 11 版(ICD-11)がある．NIA-AA の診断基準を**表 1** に示す[1]．認知症の診断において，職業上や普段の生活で役割を果たす能力に支障をきたしている状態で，役割を果たす，遂行する際に，以前よりその水準が低下している点について確認する．また，その状態がせん妄や精神疾患では説明できず，認知機能低下に起因していることで認知症と診断する．記憶，遂行機能，視空間認知機能，言語機能，行動の 5 つ認知機能のうち，少な

くとも 2 つ以上で異常がみられることが必要であるが，記憶障害は必須でなく，他の認知機能と同等に扱われている．また，「Alzheimer's disease」という用語は根底にある病態生理学的過程を包含する用語として定義され，「Alzheimer's disease」による認知症を示す状態を「Alzheimer disease dementia(アルツハイマー型認知症)」として「Alzheimer's disease」とは区別する考えも示された．

一方，DSM-5 では「neurocognitive disorder(神経認知障害)」という概念を新たに取り入れ，「dementia」の代わりに「major neurocognitive disorder」を使用しており，「認知症(DSM-5)」と表記する．認知症(DSM-5)は「毎日の生活において，認知欠損が自立を阻害する．すなわち，請求書を支払う，内服薬を管理するなどの最低限の複雑な手段的日常生活動作に援助を必要とする」状態としている[2]．

3．認知症の重症度

認知症疾患診療ガイドライン 2017 では，軽度の認知症とは CDR(Clinical Dementia Rating)1 に該当し，基本的日常生活動作は自立しているが，社会的・手段的日常生活動作には支障がある状態で，かつ，その原因が認知機能低下によるものであると定義され，中等度の認知症患者は CDR 2 に該当し，基本的日常生活動作にも障害があり，日常生活を行ううえで，ある程度の介護が必要な状態で，かつ，その原因が認知機能低下であるものと定義されている[3]．認知症の診断および重症度

表 2. 認知症の前駆状態を示す用語

Benign senescent forgetfulness	Kral VA, et al
Age-associated memory impairment(AAMI)	Cook, et al
Age-consistent memory impairment(ACMI) Late-life forgetfulness	Blackford, et al
Age-associated cognitive decline(AACD)	Levy, et al
Age-related cognitive decline(ARCD)	DSM-IV
Mild cognitive disorder(MCD)	ICD-10
Mild neurocognitive decline(MND)	DSM-IV
Cognitive impairment no dementia(CIND)	Graham JE, et al
Mild cognitive impairment(MCI)	Winblad B, et al Petersen RC, et al Zaudig M Flicker C & Reisberg, MD, et al
Mild neurocognitive disorder	DSM-5, ICD11

を判定するうえで，手段的認知症生活動作や基本的日常生活動作を確認することは重要である．手段的認知症生活動作に関しては，Lawton IADL評価が広く知られており[4]，①電話を活用する能力，②買い物，③移送の形式，④自分の服薬管理，⑤財産管理，⑥食事の準備，⑦家事，⑧洗濯の8項目を評価する（男性の場合は①～⑤の5項目）．これらの手段的認知症生活動作に支障があり，生活を営むうえで，援助を要するようになった状態を認知症と判断する．一方，基本的日常生活動作とは，起居動作，移乗，移動，食事，更衣，排泄，入浴，整容などの動作であり，認知機能低下のためこれらに援助を要する状態が加われば中等度と判断する．重度の認知症とは，CDR3と評価される状態で，残っているのは断片的記憶のみで，人物に関するもの以外の見当識は失われる．問題解決や判断が困難となり，家庭外では自立した機能は果たせず，家庭外での活動には参加できないようにみえ，家庭内でも意味のあることはできない状態である．

軽度認知障害

1990年代になり，認知症と診断される前段階で認知症発症リスクにある個人を捉えようとする研究が行われ始め，認知症の前段階を示す用語や基準が作成されるようになった（**表2**）．特に2000年以降には，アルツハイマー型認知症の前段階に焦

表 3. 国際ワーキンググループによる
軽度認知障害の要約

・正常でもない，認知症でもない（正常と認知症の中間）状態であり，以下の2項目を満たすものとする．
　①（以前と比べて）認知機能の低下がある
　②日常生活機能は，自立あるいは軽度の障害を認める程度
・病因として，変性疾患，血管障害，薬剤性など多様性である．

（文献6より）

点が当てられるようになった．Petersenらは，①認知機能は正常でもないが認知症でもない（DSM-IV，ICD-10による認知症の診断基準を満たさない），②認知機能低下（本人および／または第三者からの申告，客観的認知検査の障害，客観的認知検査上の経時的減衰の証拠），③基本的な日常生活は保たれており，複雑な日常生活機能の障害は軽度にとどまる状態にある高齢者は，年間12%程度で認知症やアルツハイマー型認知症へ進展しやすい状態とし，認知症の前駆段階としての軽度認知障害（MCI）という概念を提唱した[5]．数多くの同様の検討結果からその概念が幅広く知られるようになった．当初は，記憶障害に焦点が当てられていたが，記憶以外の認知機能の低下も考慮されるようになり，複数の議論の末，正常でもない，認知症でもない（正常と認知症の中間）状態で，病因として，変性疾患の他に血管障害や薬剤性なども含む多様性が考えられるようになった（**表3**）[6]．サブタイプの分類（**図1**）も提唱された[7]．

2011年にNIA-AAによりアルツハイマー病に

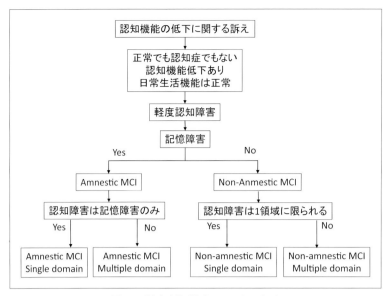

図 1. 軽度認知障害のサブタイプ

(文献 7 を改変)

表 4. NIA-AA によるアルツハイマー病による軽度認知障害の診断基準の要約

- 以前と比較して認知機能低下がある．これは本人，情報提供者，熟練した臨床医のいずれかによって指摘され得る．
- 記憶，遂行，注意，言語，視空間認知のうち1つ以上の認知機能領域における障害がある．
- 日常生活動作は自立している．昔よりも時間を要したり，非効率であったり，間違いが多くなったりする場合もある．
- 認知症ではない．
- 可能な限り，血管性，外傷性または薬物誘起性の原因を除外する．
- 断続的な認知機能の変化がある．
- アルツハイマー病に関する遺伝子変異に一致する病歴がある．

(文献 8 より)

よる軽度認知障害の診断基準が提唱された(表 4)[8]．前半部分は軽度認知障害の主要臨床診断基準であり，これまでの概念とほぼ同様であるが，アルツハイマー病のバイオマーカーを組み込んだ基準も示され，アミロイド β の蓄積のバイオマーカーとして，アミロイド PET 陽性，脳脊髄液アミロイド β42 低下の存在，二次性神経細胞障害のバイオマーカーとして，脳脊髄液中タウ蛋白上昇，FDG-PET による糖代謝低下，MRI における大脳萎縮が診断基準に組み入れられ，アルツハイマー病の病理変化を表すものとして提案された．認知機能低下に関しては，年齢と教育歴を考慮したうえで，標準より 1～1.5 標準偏差(SD)低下していることを基準としている．

DSM-5 では，「mild neurocognitive disorder」という用語が用いられ，「軽度認知障害(DSM-5)」と表記する．この診断基準では，NIA-AA 診断基準と異なり認知機能低下の基準は 1～-2 SD 程度となっている[2]．毎日の活動において，認知機能欠損が自立を阻害しないことが認知症との境界であるが，請求書を支払う，内服薬を管理するような複雑な手段的日常生活活動は保たれるものの，以前より大きな努力，代償的方略，または工夫が必要であるかもしれない点は正常と軽度認知障害の境界を考えるうえで日常診療において重要な点である．

プレクリニカルステージ

アルツハイマー病の根本治療薬の開発に向けて研究が進み，神経病理学に健常高齢者における老人斑の蓄積の報告やアルツハイマー型認知症の前駆段階の軽度認知障害の段階で，アルツハイマー病の病態生理学的過程はすでに相当進行していることが判明した[9)10)]．さらにバイオマーカー研究の成果も加わり，近年ではアルツハイマー病において，病理変化と臨床症状の発現にはおよそ 15～20 年ものタイムラグが存在すると考えられるようになった[11]．

疾患修飾薬の候補である様々な抗アミロイド β

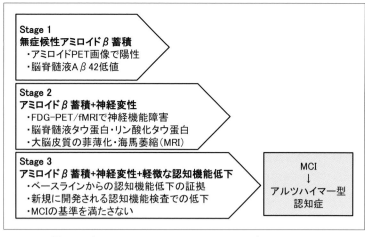

図 2. プレクリニカル・アルツハイマー病のステージ
（文献 12 を改変）

抗体の臨床試験において，軽度〜中等度 AD 患者に対して有効性が見出せないことが続き，より病期の早い段階での治療が必要ではと考えられるようになった．アルツハイマー病による軽度認知障害の時期でも治療介入は遅すぎるという考えが広がりプレクリニカル・アルツハイマー病という概念が創出された．すなわち，認知機能は正常だが，アミロイドβの蓄積が認められる期間で，治療介入として有望な時期とされ，アルツハイマー病の発症前段階に対する科学的理解を進めるための共通言語と，同時期に対する治療の評価法のための基盤が整備されるようになった．

2011 年に NIA-AA は，プレクリニカル・アルツハイマー病に関する recommendation として試案を提案し，バイオマーカーと試験結果によってステージ 1〜3 に分類した（図 2）[12]．International Working Group（IWG）は 2014 年に先端研究診断基準を改訂した際に，プレクリニカル・アルツハイマー病について，① Asymptomatic at risk for AD と，② Presymptomatic AD を提案した（表 5）[13]．どちらとも特異的臨床症状がないことは共通している．後者は原因遺伝子変異の存在する場合に適応され，さらにバイオマーカーによるアルツハイマー病のエビデンスは問わない．NIA-AA と IWG のプレクリニカルステージの考え方には差異があるものの（図 3），それらの相違点は整理されつつある（表 6）[14]．

NIA-AA のアルツハイマー病による認知症や

表 5. International Working Group によるプレクリニカル・アルツハイマー病の要約

- Asymptomatic at risk for AD（A plus B）
  A）特異的臨床症状がない（以下の両者が必要；海馬型記憶障害がない，atypical AD の臨床症状がない），
  B）Alzheimer 病理の存在（以下のうち 1 つ；CSF t-tau か p-tau 上昇を伴う Aβ42 減少かアミロイド PET 陽性）
- Presymptomatic AD
  A）特異的臨床症状がない（以下の両者が必要；海馬型記憶障害がない，atypical AD の臨床症状がない），
  B）原因遺伝子変異の存在（PSEN1, PSEN2, APP, トリソミー 21）
- 臨床症状は認知機能障害の有無と典型的な臨床症状があるかないかによって単純に分類するものである．

AD：アルツハイマー病

（文献 13 より）

軽度認知障害は診断基準として提案された．一方，プレクリニカル・アルツハイマー病は研究者への共通言語として recommendation の形式で提案されたものであり，前者 2 つとは分断化されたものであった．そこで，臨床用の診断基準やガイドラインではないものの，観察コホート研究や介入研究で使用する目的でアルツハイマー病による認知症，軽度認知障害，プレクリニカル・アルツハイマー病を research framework として全スペクトラムを定義化し，ステージ分類を提案している[15]．

おわりに

認知症疾患の根本治療の開発に向けた研究の進

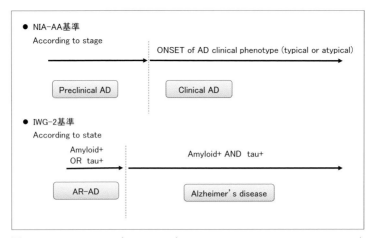

図 3. Preclinical AD と AR-AD(asymptomatic at-risks state for AD) 概念の違い

(文献 14 を改変)

表 6. プレクリニカル・アルツハイマー病の用語の統一

定　義	NIA-AA 診断基準 (2011年)	IWG-2 診断基準 (2014年)	IWG/AAA 診断基準 (2016年)
AD の発症 　病理開始 　症状開始時 　Aβ とタウ病理の証拠	＋	＋	＋
Preclinical AD を無症候者で診断 　Aβ 病理の証拠 　Aβ とタウ病理の証拠	＋(Stage 1) ＋(Stage 2)	＋(PET) ＋(CSF)	＋
AR-AD を認知機能正常者で診断 　Aβ 病理かタウ病理の証拠			＋

Meeting of the International Working Group(IWG)and the American Alzheimer's Association(AAA)

(文献 14 より)

歩とともに認知症疾患の概念は変化している．これとともに新たな用語も創出されてきている．プレクリニカルステージは研究レベルで使用されるものであるが，今後の重要な疾患概念として定着する可能性がある．

文　献

1) McKhann GM, et al：The diagnosis of dementia due to Alzheimer's disease：recommendations from the National Institute on Aging-Alzheimer's Association workgroups on diagnostic guidelines for Alzheimer's disease. *Alzheimers Dement*, **7**：263-269, 2011.
2) American Psychiatric Association：Diagnostic and Statistical manual of Mental Disorders, Fifth edition(DSM-5). American psychiatric Publishing, 2013.
3) 日本神経学会認知症疾患治療ガイドライン作成委員会：認知症疾患診療ガイドライン 2017, 医学書院，2017.
4) Lawton MP, et al：Assessment of older people：self-maintaining and instrumental activities of daily living. *Gerontologist*, **9**：179-186, 1969.
5) Petersen RC, et al：Mild cognitive impairment：clinical characterization and outcome. *Arch Neurol*, **56**(3)：303-308, 1999.
6) Winblad B, et al：Mild cognitive impairment--beyond controversies, towards a consensus：report of the International Working Group on Mild Cognitive Impairment. *J Intern Med*, **256**：

240-246, 2004.

7) Petersen RC：Clinical practice. Mild cognitive impairment. *N Engl J Med*, **364**：2227-2234, 2011.

8) Albert MS, et al：The diagnosis of mild cognitive impairment due to Alzheimer's disease：recommendations from the National Institute on Aging-Alzheimer's Association workgroups on diagnostic guidelines for Alzheimer's disease. *Alzheimers Dement*, **7**：270-279, 2011.

9) Morris JC, et al：Cerebral amyloid deposition and diffuse plaques in "normal" aging：Evidence for presymptomatic and very mild Alzheimer's disease. *Neurology*, **46**：707-719, 1996.

10) Petersen RC, et al：Neuropathologic features of amnestic mild cognitive impairment. *Arch Neurol*, **63**：665-672, 2006.

11) Rowe CC, et al：Amyloid imaging results from the Australian Imaging, Biomarkers and Lifestyle（AIBL）study of aging. *Neurobiol Aging*, **31**：1275-1283, 2010.

12) Sparling RA, et al：Toward defining the preclinical stages of Alzheimer's disease：recommendations from the National Institute on Aging-Alzheimer's Association workgroups on diagnostic guidelines for Alzheimer's disease. *Alzheimers Dement*, **7**：280-292, 2011.
Summary NIA-AA がプレクリニカル・アルツハイマー病の疾患概念を提案した論文.

13) Dubois B, et al：Advancing research diagnostic criteria for Alzheimer's disease：the IWG-2 criteria. *Lancet Neurol*, **13**：614-629, 2014.
Summary IWG が提案したアルツハイマー病の先端研究診断基準が掲載されている.

14) Dubois B, et al：Preclinical Alzheimer's disease：Definition, natural history, and diagnostic criteria. *Alzheimers Dement*, **12**：292-323, 2016.
Summary NIA-AA および IWG 合同会議におけるアルツハイマー病のプレクリニカルステージの疾患概念などが掲載されているレビュー.

15) Jack CR Jr.：NIA-AA Research Framework：Toward a biological definition of Alzheimer's disease. *Alzheimers Dement*, **14**：535-562, 2018.

特集/認知症早期診断・発症進行予防とリハビリテーション

認知症・神経変性疾患診療における次世代タウPETプローブの可能性
―プロティノパチーイメージングの時代を迎えて―

伊東大介[*1] 手塚俊樹[*2]

Abstract 近年の病理学,分子遺伝学の発展により,ほとんどの神経変性疾患は,特定の蛋白質が障害部位に異常蓄積するプロティノパチーとして理解されるようになった.異常蛋白質の蓄積は,病態メカニズムの理解だけでなく診断,治療においても重要なターゲットとなっている.それまで構造画像と機能画像に頼られていた神経変性疾患のイメージング技術は,2004年にピッツバーグ大学のKlunkらにより報告されたアミロイドイメージングによりプロティノパチーイメージングの時代となった[1].さらに,Maruyamaらの報告[2]を皮切りに,我が国を含めた技術開発[3]によりタウ病変の画像化も可能となり,多種にわたるタウオパチーの精度の高い診断,鑑別が可能となりつつある.本稿では,タウオパチー診療におけるタウPETプローブの現状と可能性について論ずる.

Key words タウPET(tau positron emission tomography),タウオパチー(tauopathy),アルツハイマー病(Alzheimer's disease)

次世代タウPETトレーサー

第一世代と呼ばれるタウPETトレーサー(表1)にはそれぞれ一長一短がある.最も普及している[18F]flortaucipir(AV-1451)においても,monoamine oxidases(MAO)への非特異的結合が指摘されている[4].より特異性,利便性の高い次世代タウPETプローブの開発が進められ,高コントラスト,MAO非特異結合が低いとされる4つの新規プローブが現在注目されている.そのほとんどが学会レベルでの情報しかないが,その特徴を表1に示す.化合物の構造の類似性からMK-6240(Merk)[5],RO-948(Roche),PI-2620(旧Piramal,現Life Healthcare)は,[18F]flortaucipirに近い特性を持つものと推測される(図1).一方,[11C]PBB3から派生したユニークな構造を持つPM-PBB3(Aprinoia)は,neurofibrillary tangle(NFT)

だけではなく多種のタウ蛋白への結合が期待されている.

タウPETによるタウオパチーの鑑別診断

病理学的にタウオパチーと分類される疾患は多岐にわたり,その疾患概念は現在も増加傾向にある.これらの鑑別診断にタウPETが大きな期待が寄せられている.また,アミロイドPETの普及により,脳のβアミロイド蓄積はないが神経変性を示す認知症として,非アルツハイマー型認知症(suspected non-Alzheimer pathophysiology;SNAP)の概念が提唱されている[6].この中には,non-ADタウオパチーである嗜銀顆粒性認知症,神経原線維変化型老年期認知症などが含まれる.抗アミロイド療法の臨床治験の除外対象だけでなく,現在ある抗認知症薬の有効性が乏しいと考えられる.これらの疾患は,実臨床でもAD(アルツ

[*1] Daisuke ITO,〒160-8582 東京都新宿区信濃町35 3号館北棟4階402 慶應義塾大学医学部神経内科,専任講師・慶應義塾大学医学部メモリーセンター
[*2] Toshiki TEZUKA,慶應義塾大学医学部神経内科,大学院生

表 1. 主要なタウ PET トレーサーの特徴

第 1 世代タウ PET トレーサー	長　所	短　所
[^{11}C] PBB3	4R タウオパチーの画像化可能	炭素 11 標識のため利便性に劣る 合成時遮光が必要
[^{18}F] flortaucipir (AV-1451)	最も普及している	4R タウへの結合低い MAOA への非特異的結合
[^{18}F] THK-5351	現在は炎症やグリオーシスのトレーサーとしての利用価値	MAOB への非特異的結合

第 2 世代タウ PET トレーサー	長　所	短　所
[^{18}F] MK-6240 (Merk)	AD タウの優れた病変画像化	4R タウオパチーの画像化不可
[^{18}F] PM-PBB3 (Aprinoia)	4R タウオパチーの画像化可能	脈絡叢への非特異的結合 合成時遮光が必要
[^{18}F] PI-2620 (旧 Piramal, 現 Life Healthcare)	4R タウへの結合？	メラニンへの非特異的結合

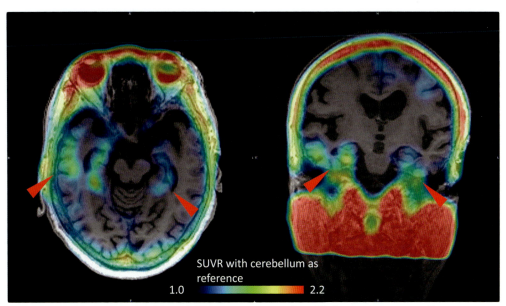

図 1. アルツハイマー病（CDR 1, MMSE 16）の ［^{18}F］PI2620 tau PET 像
　　海馬〜海馬傍回から側頭葉に ［^{18}F］PI2620 の強い集積を認める.
　　CDR：Clinical Dementia Rating
　　MMSE：Mini-Mental State Examination

ハイマー病)との鑑別は重要である．一方，神経内科の領域では，パーキンソン症候群の中から進行性核上性麻痺(PSP)や大脳皮質基底核変性症(CBD)の診断には，タウ PET に大きな期待が寄せられている．すなわち，病初期からタウの蓄積とその分布を確認し，診断，予後の推定に強力なツールとなり得る．

このタウオパチーの鑑別診断においてトレーサーの性能に求められるものとして，NFT だけではなく 4 リピート(R)や 3R タウ蛋白への十分な集積である．MK-6240, RO-948 では，NFT 以外のタウへ結合は低値であると報告されている．PI-2620 は，当初 PSP において淡蒼球の集積が報告されていたが，その他の障害領域への集積はみられず，4R タウ病理を反映しているものなのかは，さらなる症例の蓄積が必要である．一方，上

表 2. 主要なタウオパチーとタウイメージングの報告

Tau	Isoform 疾患	Light microscopy	タウイメージングの報告
3+4 repeat	アルツハイマー病	Neurofibrillary tangles	すべてのタウトレーサー
	神経原線維変化型老年期認知症（NFTD）	Neurofibrillary tangles	報告なし
	慢性外傷性脳症（CTE）	Neurofibrillary tangles	PM-PBB3
4 repeat	皮質黒質変性症（CBD）	Astrocytic plaques	PM-PBB3
	進行性核上性麻痺（PSP）	Globose tangles Tufted astrocytes	PM-PBB3, PI2620？
	嗜銀顆粒性認知症（AGD）	Limbic argyrophilic grains Oligodendroglial Coiled bodies	報告なし
3 repeat	ピック病	Pick's bodies	報告なし

記 3 つと明らかに異なる構造を持つ PM-PBB3 では，PSP や CBD において 4R タウ病理と矛盾しない集積分布が報告されている．さらに，慢性外傷性脳症（CTE）と考えられる症例でもタウ病変の画像化が示されている．そもそも，単一の低分子化合物で，三次元構造の違う複数のタウ凝集体を特異的に認識できるのか？という議論もあるが，現時点では幅広いタウオパチーの鑑別診断には PM-PBB3 が最も有用性が高いと考えられる．学会報告レベルではあるが，**表 2** に各種疾患のイメージングの情報を記載する．多くの症例は病理学的検証が行われていないものであり，その解釈には今後の検討が必要である．特に，実臨床で AD と鑑別を要する神経原線維変化型老年期認知症や嗜銀顆粒性認知症のタウイメージングの報告が乏しく，果たして non-AD 以外の NFT にも MK-6240 系のトレーサーが認識できるのか？ PM-PBB3 は，嗜銀顆粒の画像化も可能なのか？興味がもたれる．

AD の生物学的重症度評価

認知機能の予備能には大きな個体差があるため，神経心理検査だけで重症度の判定が困難であることは臨床医には自明のことである．これまでの病理学的検討から，NFT と神経脱落や臨床的重症度と相関を認めることがわかっている[7]．すなわち，タウ PET を用いれば AD の生物学的重症度評価が可能となることが期待される．すでに，タウ PET による *in vivo* での Braak staging

の試みが始まっているが，最終的には死後脳との対比はまだこれからである．近年の抗アミロイド療法の臨床治験の結果から，進行した AD すなわちタウ蓄積が進んだ場合は，抗アミロイド療法の効果は期待できない．現在の臨床治験では神経心理検査により選別された early MCI due to AD をリクルートしているが，今後はタウ集積度合いによる対象者の選別が主流となってくるであろう．抗アミロイド療法におけるタウ病変の therapeutic window が見出されるものと推測される．この場合，4R タウにも集積する PM-PBB3 では，NFT の選択的な評価には不向きである．さらに，PM-PBB3 の欠点である脈絡叢の off-target 集積は，Braak Ⅰ-Ⅱ の transentorhinal stage の定量学的評価は難しい．AD 自体の評価には NFT に特異性の高い MK-6240 や RO-948 が選択されるであろう．

さいごに

アミロイド PET では集積有無の判定が重要で，その領域，集積量はあまり重症度に影響しない．アミロイド PET も複数あるが，トレーサー間の特性もそれほど大きなものではない．一方，蓄積タウは一次構造の違いだけでなく三次元構造や領域，蓄積する細胞腫まで疾患特異性があり，重症度にも相関する[8]．おそらく，今後は認知症，神経変性診療では目的，症例により複数のタウ PET トレーサーを使用していく必要が出てくるものと思われる．

謝　辞

本研究は，AMED の課題番号 17pc0101006 の支援を受けた.

文　献

1) Klunk WE, et al：Imaging brain amyloid in Alzheimer's disease with Pittsburgh Compound-B. *Ann Neurol*, **55**：306-319, 2004. doi：10.1002/ana.20009
   Summary　アミロイド PET イメージングの最初の報告.

2) Maruyama M, et al：Imaging of tau pathology in a tauopathy mouse model and in Alzheimer patients compared to normal controls. *Neuron*, **79**：1094-1108, 2013. doi：10.1016/j.neuron.2013.07.037
   Summary　タウ PET イメージングの最初の報告.

3) Ishiki A, et al：Longitudinal Assessment of Tau Pathology in Patients with Alzheimer's Disease Using［18F］THK-5117 Positron Emission Tomography. *PLoS One*, **10**：e0140311, 2015. doi：10.1371/journal.pone.0140311

4) Vermeiren C, et al：The tau positron-emission tomography tracer AV-1451 binds with similar affinities to tau fibrils and monoamine oxidases. *Mov Disord*, **33**：273-281, 2018. doi：10.1002/mds.27271

5) Lohith TG, et al：First-in-human brain imaging of Alzheimer dementia patients and elderly controls with（18）F-MK-6240, a PET tracer targeting neurofibrillary tangle pathology. *J Nucl Med*, **40**(4)：580-593, 2018. doi：10.2967/jnumed.118.208215

6) Jack CR, Jr., et al：Suspected non-Alzheimer disease pathophysiology--concept and controversy. *Nat Rev Neurol*, **12**：117-124, 2016. doi：10.1038/nrneurol.2015.251

7) Gomez-Isla T, et al：Neuronal loss correlates with but exceeds neurofibrillary tangles in Alzheimer's disease. *Ann Neurol*, **41**：17-24, 1997. doi：10.1002/ana.410410106
   Summary　アルツハイマー病では神経原線維変化と神経脱落に相関を認めるが老人斑と神経脱落には相関はないことを病理学的に示した論文.

8) Arai T, et al：Identification of amino-terminally cleaved tau fragments that distinguish progressive supranuclear palsy from corticobasal degeneration. *Ann Neurol*, **55**：72-79, 2004. doi：10.1002/ana.10793

特集／認知症早期診断・発症進行予防とリハビリテーション

認知症の危険因子と防御因子

杉本大貴[*1] 櫻井 孝[*2]

Abstract 人口の高齢化に伴い，認知症患者は急速に増加している．アルツハイマー病をはじめとする多くの認知症の疾患修飾薬の開発は難渋しており，認知症の発症予防，進行抑制は喫緊の課題である．認知症予防においては改善可能な危険因子が重要であり，教育歴，聴力障害，身体活動，血管性危険因子(高血圧，肥満，脂質異常症，糖尿病)，喫煙，うつ病，社会的孤立，栄養・食事などの因子が挙げられる．Lancet International Commission on Dementia Prevention, Intervention and Care(ランセット国際委員会)は以上の危険因子を改善することで認知症発症の1/3を減少できると報告している．しかし，危険因子に対する介入研究による認知症発症抑制効果のエビデンスはいまだ十分ではない．また，個々の危険因子を個別に介入しても効果は限られており，複数の危険因子を同時に介入する多因子介入研究が世界中で行われている．以上を踏まえ，本稿では改善可能な危険因子に着目し，認知症予防のエビデンスについて紹介する．

Key words 認知症(dementia)，認知障害(cognitive impairment)，予防(prevention)，多因子介入(multidomain intervention)

はじめに

人口の高齢化に伴い，認知症患者は急速に増加し，本邦では2025年には約700万人，高齢者の5人に1人が認知症であると推計されている．また，アルツハイマー病をはじめとする多くの認知症の疾患修飾薬の開発は難渋しており，認知症の発症予防，進行抑制は喫緊の課題である．

このような状況の中で，Lancet International Commission on Dementia Prevention, Intervention and Care(ランセット国際委員会)は，2017年アルツハイマー病協会国際会議(AAIC，ロンドン)において，認知症の危険因子を次のように報告している．APOEε4などの遺伝的因子，小児期の教育歴，中年期(45歳以上65歳未満)の聴力障害，高血圧，肥満，高齢期(65歳以上)の喫煙，うつ病，身体不活動，社会的孤立，糖尿病．さらに，APOEε4以外の改善可能な9つの因子について対策を講じることで，世界の認知症発症の35％を遅延あるいは予防できる可能性があると報告している(図1)[1]．遺伝的な危険因子であるAPOEε4への対策により認知症発症を予防できる割合は，認知症の全体の7％であり，上記の9つの改善可能な因子への介入の重要性を示している．

認知症の防御因子としては，服薬管理や運動・食事による生活習慣病の予防，習慣的な運動や社会的活動・知的活動への参加，栄養状態・食習慣の是正など，危険因子を最小化する因子が挙げられる．また，認知症発症抑制の機序については，血管障害，神経毒性，酸化ストレスなどの減少，抗炎症作用や，いまだ実態は不明であるが脳の認知予備能の増加が想定されている(図2)[1]．

[*1] Taiki SUGIMOTO，〒474-8511 愛知県大府市森岡町7-430 国立長寿医療研究センターもの忘れセンター，研究員
[*2] Takashi SAKURAI，同，センター長

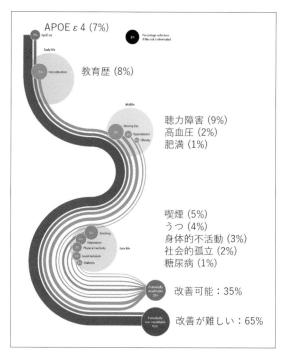

図 1. ライフステージにおける認知症の危険因子
パーセンテージは各危険因子を対策できた場合に
減少する認知症患者の割合を示す.
　　　　　　　　　　（文献1より引用一部改変）

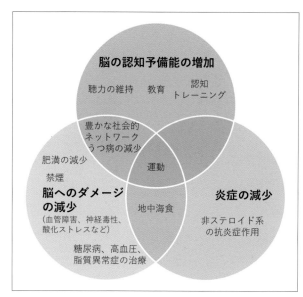

図 2. 改善可能な因子への対策が及ぼす脳への影響
　　　　　　　　　　（文献1より引用一部改変）

本稿では上記の改善可能な危険因子に着目し，認知症予防のエビデンスについて紹介したい．

認知症の改善可能な危険因子と対策

1．教育歴

教育を受けていない，あるいは小学校までで教育が終了している場合，認知予備能が低下し，認知症の相対リスクは1.59倍（95％信頼区間，以下，95％CI：1.26～2.01）になるとされている[1]．一方で，中学校以上の教育歴が高いほど認知症発症に抑制的に働くかどうかについては明らかになっていない．

2．聴力障害

近年，聴力障害が認知機能低下，認知症発症の危険因子であることが注目されている．聴力障害は高齢者の多くが抱える問題である．3つの研究を統合したメタアナリシスによれば，聴力障害による認知症の相対リスクは1.94倍（95％CI：1.38～2.73）と報告されている[1]．聴力障害と認知機能低下，認知症発症のメカニズムは十分に明らかになっていないが，加齢や脳血管障害など共通の危険因子を有することや，聴力障害が脳の総容積の低下や，認知症の危険因子として後述するうつ病や社会的孤立と関連することが考えられる[2]．また，聴力障害に対して補聴器などで補正を行うことで認知機能の改善が期待できることがいくつかの研究によって報告されており，専門家による聴力障害の適切な評価と対策が重要である．

3．身体不活動

多くの観察研究により定期的な身体活動が認知症の発症を抑制すると報告されている．認知症のない33,816名を対象とした15の観察研究（観察期間：1～12年間）のメタアナリシスでは，身体活動が認知機能低下に対して抑制的に働くことが報告されている（hazard ratio；HR：0.62，95％CI：0.54～0.70）[3]．また，認知症発症に対しても，認知症のない163,797名を対象とした16の研究のメタアナリシスにおいて，高レベルの身体活動が，認知症（HR：0.72，95％CI：0.60～0.86）およびアルツハイマー型認知症（HR：0.55，95％CI：0.36～0.84）のリスクを低下させることが報告されている[4]．また，認知機能低下を予防するための運動の種類や1回の時間，頻度や強度などについては，36報の研究を検討したメタアナリシスがある[5]．運動の種類としては，有酸素運動やレジスタンストレーニングそれぞれ単独でも効果が示

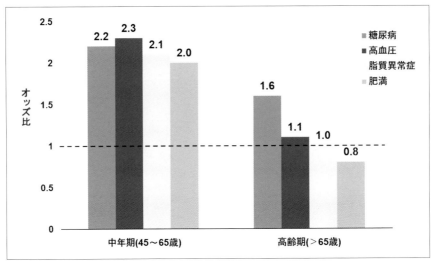

図 3. 血管性危険因子と認知症リスク

(文献 6 より作図)

されているが，これらを組み合わせた複合的トレーニングも有効である．また，近年では太極拳が有効である可能性も示されている．1 回の運動時間は，45 分より少ない時間では効果が認められず，45 分以上の運動時間が必要であることが示唆されている．また，運動の頻度については，週 2 日以下でも効果が認められるが，週 5 日以上で効果が比較的高くなる．運動強度については，低強度の運動では効果を認めず，中強度以上の運動で効果を認めている[5]．

一方で，身体活動や運動の介入効果を検証したランダム化比較対照試験(RCT)のメタアナリシスの多くは，運動による効果は認められない，あるいは特異的な認知機能のみに有効であるとする結果となっている[1]．とはいえ，身体活動や運動は，高血圧，脂質異常症，肥満，糖尿病，インスリン抵抗性の改善などによる間接的効果や，神経新生，脳血流，brain-derived neurotrophic factor (BDNF)などの神経成長因子の増加など，直接的な効果を有すると考えられており，認知症予防のために積極的に行うことが推奨される．

4．高血圧，脂質異常症，肥満，糖尿病

高血圧，脂質異常症，肥満，糖尿病などの血管性危険因子の認知機能低下や認知症に対する影響は年齢によって異なる．中年期において，高血圧，脂質異常症，肥満は認知症発症のリスクである

が，高齢期においてはその関連性が弱くなる．しかし，糖尿病に関しては，高齢期においても認知症のリスクを高めることが報告されている(図 3)[6]．

中年期の高血圧は脳血管障害の危険因子であり，脳血管障害や大脳白質病変を介して血管性認知症を助長させると考えられる．また，降圧治療と認知症発症の関連について，14 報の縦断的研究を統合したメタアナリシスでは，降圧治療と血管性認知症および全認知症に対する予防効果が認められているが[7]，大規模 RCT における降圧治療による認知症発症抑制効果は明確でない．

中年期の高コレステロール血症や肥満は，アルツハイマー型認知症のリスクであることが示されており，中年期の脂質異常に対するコントロールが望まれるが，RCT による認知症発症や認知機能低下に対する抑制効果は明確でない[8]．

糖尿病はこれまで多くの報告により，軽度認知障害や全認知症(血管性認知症，アルツハイマー型認知症)の危険因子であることが示されている[9]．糖尿病と認知症の関連の機序としては，インスリン抵抗性，高血糖，低血糖，脳の血管障害がアルツハイマー病理や脳血管障害の形成に促進的に働くことが考えられる．現在のところ，厳格な血糖コントロールによって，認知機能低下や認知症発症を抑制できるかどうかについては，十分なエビデンスは得られていないが，近年では低血

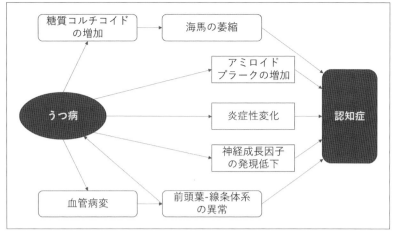

図 4. うつ病と認知症発症との関連性の機序
（文献 11 より引用一部改変）

糖への配慮，血糖変動を抑制した血糖コントロールが必要であると考えられている．

5．喫　煙

喫煙の認知症発症抑制の寄与率は5％と改善可能な因子の中では3番目に高い(**図1**)．37報の研究を統合したメタアナリシスによれば，喫煙者は非喫煙者と比較して全認知症(risk ratio；RR：1.30, 95％CI：1.18～1.45)，アルツハイマー型認知症(RR：1.40, 95％CI：1.13～1.73)，血管性認知症(RR：1.38, 95％CI：1.15～1.66)のリスクが高い[10]．一方で，前喫煙者と非喫煙者との間では，いずれの認知症のリスクにも差がなかったことから，禁煙によって非喫煙者と同程度のリスクまで低下させることができる可能性が示唆されている[10]．

6．うつ

うつ病と認知症の関連性においては，うつ症状自体が認知症の初期症状の可能性があるとする指摘があるが，これまで多くの研究により高齢期のうつ病と認知症発症との関連が報告され，高齢期のうつ病は認知症の危険因子であると考えられている[11]．うつ病と認知症発症との関連のメカニズムについては，① 血管障害，② 糖質コルチコイド産生増加による海馬の萎縮，③ アミロイドプラークの形成，④ 炎症性変化，⑤ BDNFなどの神経成長因子の濃度や活動の低下が想定されている(**図4**)[11]．また，抗うつ薬による治療と認知症発症率の減少に関する観察研究は報告されているものの，現在までに抗うつ薬による認知症発症抑制効果を検証した介入研究の明確なエビデンスはない．

7．社会的孤立

これまで観察研究によって，社会的交流が認知症発症を予防あるいは遅延させる可能性が報告されているが，介入研究によるエビデンスは確立されていない．メタアナリシスの結果では，社会的活動の参加が少ない者では，参加が多い者と比較して認知症の発症リスクが1.4倍高いことが報告されている(HR：1.41, 95％CI：1.13～1.75)[12]．また，人との付き合いが少ないこと(HR：1.57, 95％CI：1.32～1.85)や，孤独を感じること(HR：1.58, 95％CI：1.19～2.09)も約1.6倍認知症の発症リスクが高いことが明らかになっている[12]．

社会的活動と認知症予防の関連のメカニズムについては，いまだ不明な点が多いが，趣味や余暇活動を通じて社会的活動を積極的に行うことによって，抑うつの減少，身体活動の増加などを介して認知症予防に効果を示すと考えられる．

8．栄養・食事

ランセット国際委員会が報告した改善可能な因子には，栄養や食事に関する因子が含まれていないが，栄養や食事も認知症予防における改善可能な因子である．これまで観察研究によって，葉酸，フラボノイド，ビタミンD，脂質など特定の栄養素や魚類，野菜，果物などの食品，適度なアルコール摂取などの認知機能低下抑制効果が報告されている[13]．また，近年では，個々の栄養素や食

品ではなく，地中海食や日本食といった食事パターンも認知症予防において注目されている．特に，地中海食が認知機能低下の抑制に働くとする観察研究が蓄積されており，メタアナリシスにおいて地中海食に近い食事パターンをとっている群では，そうでない群と比較して，軽度認知障害（HR：0.73，95％CI：0.56～0.96）およびアルツハイマー型認知症（HR：0.64，95％CI：0.46～0.89）の発症リスクが低かったことが報告されている[14]．また，我が国の久山町研究では，乳類，豆類，野菜類，海藻類を多く含む食事パターンの者でその後15年間のアルツハイマー型認知症および血管性認知症の発症のリスクが低かったことが報告されている[15]．いずれの食事パターンも色々な食品から構成された多様性の高い食事を摂取する点において共通している．

認知症予防のための多因子介入試験

現在のところ，認知症予防のために上記のような個々の危険因子を個別に介入しても効果は限られており，これらの多因子を同時に介入することで大きな認知症予防効果が得られることが期待されている．

1．Finnish Geriatric Intervention Study to Prevent Cognitive Impairment and Disability（FINGER）[16]

FINGER研究は，60歳以上のCardiovascular Risk Factors, Aging and Dementia（CAIDE）認知症リスクスコアが6ポイント以上の1,260名を対象としたRCTである．介入群は，食事指導，運動指導，認知トレーニング，血管性危険因子の管理が2年間にわたって行われ，対照群は健康に関する一般的なアドバイスが行われた．結果，介入群は対照群と比較して遂行機能，処理速度，認知機能のトータルスコアで有意な改善を認めた．記憶機能については対照群と有意な差は認められなかった．効果量としては決して大きくないと考えられるが，FINGER研究は認知症予防のためには，多因子介入が必要であるエビデンスを示した．

2．Prevention of Dementia by Intensive Vascular Care（preDIVA）[17]

preDIVAはオランダの一般診療所において70～78歳の3,526名を対象としたRCTである．介入群は，看護師主導による血管性危険因子に対する介入（喫煙，栄養，身体活動，体重，血圧に関する指導）が6年間にわたって行われ，対照群は通常診療が行われた．結果，認知症の発症率に有意な差は得られなかった（HR：0.92，95％CI：0.71～1.19）．しかし，サブ解析の結果，ベースライン時に未治療の高血圧を有する対象者においては，介入群の認知症発症率が減少していた（HR：0.54，95％CI：0.32～0.92）．

3．Multidomain Alzheimer Preventive Trial（MAPT）[18]

MAPT研究は70歳以上で，主観的な物忘れ，手段的日常生活動作の障害，歩行速度の低下の3つの内いずれかを有する1,680名を対象とした3年間のRCTである．対象者は，多因子介入（認知トレーニング，運動，栄養）＋ω-3脂肪酸，多因子介入＋プラセボ，ω-3脂肪酸単独，プラセボ単独の4群に割り付けられた．結果，プラセボ単独群と比較して，いずれの介入群も3年後の認知機能の変化に差は認められなかった．しかし，CAIDE認知症リスクスコアが6ポイント以上の対象者やアミロイド陽性の対象者など認知症のリスクが高いものにおける介入の有効性が示されている．

さいごに

以上のように，多くの観察研究によって認知症の危険因子や防御因子が明らかになってきているが，これらの因子に対する介入研究によるエビデンスはいまだ十分ではない．また，個々の危険因子を個別に介入しても効果は限られており，生活習慣病の治療，運動・栄養・社会参加などを同時に介入する多因子介入研究によるエビデンス構築が急がれる．

文 献

1) Livingston G, et al：Dementia prevention, intervention, and care. *Lancet*, **16**；390(10113)：2673-2734, 2017.
   Summary ランセット国際委員会による認知症の予防，治療，ケアに関するレビュー，メタアナリシスの報告.

2) Lin FR, et al：Hearing loss and dementia-who is listening? *Aging Ment Health*, **18**(6)：671-673, 2014.

3) Sofi F, et al：Physical activity and risk of cognitive decline：a meta-analysis of prospective studies. *J Intern Med*, **269**(1)：107-117, 2011.
   Summary 身体活動と認知機能機能低下の関連についてのメタアナリシス.

4) Hmer M, et al：Physical activity and risk of neurodegenerative disease：a systematic review of prospective evidence. *Psychol Med*, **39**(1)：3-11, 2009.
   Summary 身体活動と認知症発症との関連についてのメタアナリシス.

5) Northey JM, et al：Exercise interventions for cognitive function in adults older than 50：a systematic review with meta-analysis. *Br J Sports Med*, **52**(3)：154-160, 2018.

6) Kloppenborg RP, et al：Diabetes and other vascular risk factors for dementia：which factor matters most? A systematic review. *Eur J Pharmacol*, **585**(1)：97-108, 2008.

7) Chang-Quan H, et al：The association of antihypertensive medication use with risk of cognitive decline and dementia：a meta-analysis of longitudinal studies. *Int J Clin Pract*, **65**(12)：1295-1305, 2011.

8) McGuinness B, et al：Statins for the prevention of dementia. *Cochrane Database Syst Rev*, **15**(2)：CD003160, 2009.

9) Cheng G, et al：Diabetes as a risk factor for dementia and mild cognitive impairment：a meta-analysis of longitudinal studies. *Intern Med J*, **42**(5)：484-491, 2012.

10) Zhong G, et al：Smoking is associated with an increased risk of dementia：a meta-analysis of prospective cohort studies with investigation of potential effect modifiers. *PLoS One*, **10**(3)：e0118333, 2015.

11) Byers AL, et al：Depression and risk of developing dementia. *Nat Rev Neurol*, **7**(6)：323-331, 2011.

12) Kuiper JS, et al：Social relationships and risk of dementia：A systematic review and meta-analysis of longitudinal cohort studies. *Ageing Res Rev*, **22**：39-57, 2015.

13) Scarmeas N, et al：Nutrition and prevention of cognitive impairment. *Lancet Neurol*, **17**(11)：1006-1015, 2018.

14) Singh B, et al：Association of mediterranean diet with mild cognitive impairment and Alzheimer's disease：a systematic review and meta-analysis. *J Alzheimers Dis*, **39**(2)：271-282, 2014.

15) Ozawa M, et al：Dietary patterns and risk of dementia in an elderly Japanese population：the Hisayama Study. *Am J Clin Nutr*, **97**(5)：1076-1082, 2013.

16) Ngandu T, et al：A 2 year multidomain intervention of diet, exercise, cognitive training, and vascular risk monitoring versus control to prevent cognitive decline in at-risk elderly people(FINGER)：a randomised controlled trial. *Lancet*, **385**(9984)：2255-2263, 2015.

17) Moll van Charante EP, et al：Effectiveness of a 6-year multidomain vascular care intervention to prevent dementia(preDIVA)：a cluster-randomised controlled trial. *Lancet*, **388**(10046)：797-805, 2016.

18) Andrieu S, et al：Effect of long-term omega 3 polyunsaturated fatty acid supplementation with or without multidomain intervention on cognitive function in elderly adults with memory complaints(MAPT)：a randomised, placebo-controlled trial. *Lancet Neurol*, **16**(5)：377-389, 2017.

書評

精神疾患が合併していても身体リハビリテーションはできる！

平川淳一，林　光俊，上薗紗映　編著

杏林大学医学部リハビリテーション医学　岡島康友

　精神症状を合併する身体障害者のリハビリテーションを解説した2019年6月初版の入門書である．東京八王子市にある光生会 平川病院のスタッフが中心となって，医師，療法士，栄養士，心理士など多くのリハビリテーションチームメンバーが分担執筆している．同病院は昭和41(1966)年に精神科病院として始まったが，現在の平川病院長の代になってからリハビリテーションを重視し，平成8(1996)年にはリハビリテーション部門を創設，平成18(2006)年には精神科急性期・身体リハビリテーション専門の病棟を新築している．入院リハビリテーションというと回復期リハビリテーション病床を思い浮かべるが，平川病院の身体リハビリテーションは精神科病床にあって，回復期リハビリテーション機能をもつ病床である．精神科作業療法とは異なる身体障害のリハビリテーションを実践している．従来，回復期リハビリテーションの適応となる片麻痺や対麻痺，高次脳機能障害，あるいは大腿骨骨折などを被っても，精神疾患が基礎にあってコントロールが必要な場合には一般の回復期リハビリテーション病床への入院受け入れは困難なのが常であった．平川病院はここに焦点を当てて，リハビリテーションの新しい領域を切り開いている．

　本書は第1部 精神科医療の概要，第2部 精神科疾患の身体リハビリテーション，第3部 栄養管理と摂食嚥下，第4部 身体合併症の医療連携で構成している．第1部はせん妄を含む意識障害や幻覚・妄想，抑うつ，意欲，記憶といった症候論，薬物療法と副作用，障害受容の問題，心理療法，そして代表的な精神疾患の病態を概説している．説明の端々に初心者にわかりやすく，かつ実践的にという切り口を感じることができる．

　第2部ではまず，精神疾患患者の運動療法の効用や廃用症候群の問題に触れている．さらに，リハビリテーションでしばしば問題となる意欲低下と訓練拒否の要因分析と対応の重要性を説いている．第2部のポイントは症例の提示にあり，なかでも自殺企図で高所からの飛び降りの結果，受傷する多発骨折や脳損傷にウェイトを置いた患者に焦点を当てている．精神疾患として，うつ病，統合失調症，広汎性発達障害，認知症，境界型パーソナリティー障害やアルコール依存患者が挙げられていて，どう対応すべきか，わかりやすくイラスト入りで説明を加えている．

　第3部は栄養と摂食嚥下の問題を扱っているが，精神科疾患に限らず，高齢社会にあって年々，その介入の必要性が増している領域でもある．一方，精神疾患特有の情動変化が絡む例があることへの留意も啓発している．第4部は飛び降り外傷の救急医学，骨折などの整形外科，誤嚥性肺炎や深部静脈血栓などの内科的問題，リハビリテーション特有の問題，そして最後に精神疾患の看護を取り上げている．

　リハビリテーション従事者として本書を読んで感じるのは，決してレアな領域を扱ったものではないということである．従来，精神科疾患が基礎にあるというだけで身体リハビリテーションは難しいと思い込んでいた．特に向精神薬を内服している患者，幻覚妄想のある患者，被刺激性の高い患者は初めから精神科病院にお願いすることが多かった．身体障害のリハビリテーションは知っていても精神疾患はわからないと避けてきたのである．一方，精神科の立場では精神障害のリハビリテーションはわかるが身体障害のリハビリテーションはどうして良いかわからないという側面があったことも否めない．本書は回復期リハビリテーション病院のリハビリテーションと精神科病院のリハビリテーションの両者の間にある壁を低くするものであり，どちらに働く者にも役立つ書と考える．

精神疾患が合併していても身体リハビリテーションはできる！

平川淳一，林　光俊，上薗紗映 編著
ISBN　978-4-7639-1086-8
B5判　224頁　2019年7月5日発行
定価 4,180円(税込)
発行元：(株)協同医書出版社

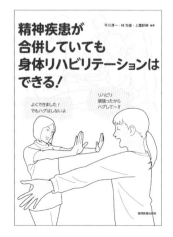

特集／認知症早期診断・発症進行予防とリハビリテーション

MCI のスクリーニング

中村桂子[*1] 山田正仁[*2]

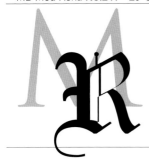

Abstract 軽度認知障害(MCI)とは，認知症と正常認知機能の中間に位置する軽度の認知機能障害を意味する概念を指す．MCI の原因疾患はアルツハイマー病以外にも多彩であり，原因疾患の早期診断が重要である．MCI の診断では，まず加齢に伴う正常範囲の認知機能低下やせん妄などの意識障害，うつ病などの精神疾患による認知機能低下をきたす病態を除外し，次に発症・進行様式や認知機能障害の特徴，随伴する神経症候によって原因疾患を推論する．さらに神経心理検査や，頭部磁気共鳴画像や陽電子放射断層撮影などの画像検査，脳脊髄液検査におけるバイオマーカー測定などを診断の補助に用いる．根本的な治療が可能な疾患を見逃さないように注意する．患者の全体像を把握し，原因疾患に対する早期介入やケアの方針を立てることが肝要である．

Key words 軽度認知障害(mild cognitive impairment)，アルツハイマー病(Alzheimer's disease)，陽電子放射断層撮影(positron emission tomography)，アミロイドβ蛋白(amyloid β protein)

はじめに

軽度認知障害(mild cognitive impairment：MCI)とは，正常と認知症の中間にある認知機能の状態を指す．Alzheimer 病(Alzheimer's disease；AD)に至る前段階として重要視されることが多いが，MCI の背景疾患は AD 以外にも多彩であり，MCI をきたす原因疾患の早期診断が重要である．本稿では，MCI の概念，原因疾患，検査，診断について概説する．

MCI および認知症の概念

認知症とは，一度正常に発達した認知機能が後天的な脳の障害によって持続性に低下し，日常生活や社会生活に支障をきたすようになった状態である．

2011 年に米国 National Institute of Aging-Alzheimer's Association workgroup(NIA-AA)により提唱された認知症診断基準では，認知機能あるいは行動異常は，ⓐ 新しい情報を獲得し記憶する能力の障害，ⓑ 複雑な仕事の推論や取り扱う能力の障害，ⓒ 視空間認知障害，ⓓ 言語障害，ⓔ 人格や行動・振る舞いの変化の5項目のうち少なくとも2領域を含むとされた[1]．米国精神医学会による精神疾患の診断・統計マニュアル第5版(Diagnostic and Statistical Manual of Mental Disorders 5；DSM-5)による診断基準においても，複雑性注意，実行機能，学習および記憶，言語，知覚-運動，社会的認知のうち1領域以上の障害があることが条件とされており[2]，認知症の診断において記憶障害が必須ではなくなっている．

一方，MCI は，認知症と正常の中間に位置する軽度の認知機能障害を意味する概念であり，1995 年に Petersen らによって以下のように定義され

[*1] Keiko NAKAMURA, 〒920-8640 石川県金沢市宝町13-1 金沢大学大学院医薬保健学総合研究科医学専攻脳老化・神経病態学(脳神経内科学)，特任助教
[*2] Masahito YAMADA, 同，教授

た. ⓐ認知機能低下の訴えがある, ⓑ記憶障害が年齢に比して進行している, ⓒ記憶に関する認知機能低下はあるが認知症の診断基準は満たさない, ⓓ日常生活動作は正常に保たれている[3]. すなわち本来は記憶障害を中心とする概念であった. しかし, 記憶障害以外の認知機能障害を呈するMCIも存在することから, MCIの小分類として記憶障害の有無によって健忘型(amnestic MCI), 非健忘型(non-amnestic MCI)に分類され, さらにそれぞれは認知機能障害が1つの領域かあるいは複数の領域かによって, 単一領域(single domain), 複数領域(multiple domain)に分類された[4].

MCIの原因疾患

MCIおよび認知症の原因疾患は多彩であり, ①変性疾患, ②脳血管障害, ③その他の疾患に大別される. ①変性疾患にはAD, 前頭側頭型認知症(frontotemporal dementia;FTD), レビー小体型認知症(dementia with Lewy bodies;DLB)など, ②脳血管障害には血管性認知症など, ③その他の疾患には神経感染症や内科的疾患(内分泌・代謝異常, 欠乏性疾患など), 脳外科的疾患(脳腫瘍や正常圧水頭症, 慢性硬膜下血腫など)が含まれる. 特に, 正常圧水頭症や慢性硬膜下血腫などの脳外科的疾患, ビタミン欠乏症や内分泌代謝異常症などの内科的疾患は治療可能な認知症(treatable dementia)であり, 早期診断と治療介入が必須である.

MCIの症候

MCIの中核症状である認知機能障害は, 記憶, 遂行機能, 言語, 視空間認知, 注意に関するものであり, 日常生活動作に支障のない程度にこれらが障害されていることが特徴である[5]. これらは年齢相応の記憶障害や認知機能の低下とは異なり, 区別される.

認知機能障害に伴ってみられる, 知覚や気分・思考・行動の障害による症状は行動・心理症状(behavioral and psychological symptoms of dementia;BPSD)と呼ばれ, 不安, 抑うつ, 幻覚・妄想, 易興奮性・易怒性, アパシー, 焦燥, 暴力, 徘徊, 性的脱抑制などがある. BPSDはMCIでもみられることがある. BPSDによる症状の頻度が原因疾患ごとに異なることが報告されている[6]. 主な認知症4疾患(AD, DLB, 血管性認知症(vascular dementia;VaD), FTD)をそれぞれ臨床的認知症尺度(clinical dementia rating;CDR)を用いて重症度分類し, CDRの各スコアにおけるBPSDの頻度をみたところ, MCIにほぼ相当するCDR 0.5において, ADおよびVaD, FTDではアパシーが, DLBでは幻視を最も高頻度に認めた[6].

MCIの検査所見

1. 神経心理学検査

神経心理学検査は多数あり, 網羅的に実施することは容易ではない. 記憶障害を主訴に患者が受診した場合, まず家族からの情報と診察時の本人の言動を確認し, それをもとに認知機能低下の有無を推測し, 代表的かつ日常診療で実施可能な検査を行う.

全般的な認知機能を簡便に評価する検査として, Mini-Mental State Examination(MMSE)や改訂長谷川式簡易知能評価スケール(revised version of Hasegawa's Dementia Scale;HDS-R)などが頻繁に用いられている. しかし認知機能障害が軽症の場合, 簡易検査では見落とされる可能性がある. Montreal Cognitive Assessment(MoCA)の日本語版であるMoCA-JのスコアはMMSE, HDS-R, CDRと相関し, さらにMCIのスクリーニングにおいて30点満点中26点をカットオフとすると感度93.0%, 特異度87.0%と高値を示したことから, MCIのスクリーニングへの有用性が示されている[7].

ウェクスラー記憶検査や, 日常生活場面で必要とされる記憶の障害を評価するリバーミード行動記憶検査が行われることもある.

患者の診察や介護者からの情報を基に臨床的な重症度を評価する場合, CDRが有用である[8]. 記

憶，見当識，判断および問題解決力，地域社会での活動，家庭と趣味，身の回りの手入れ，の6項目がそれぞれCDR 0（障害なし）から0.5（疑わしい），1（軽度障害），2（中等度障害），3（重度障害）の5段階に分類され点数化される．MCIはほぼ0.5に該当し，それぞれの項目において軽度の障害があるが身の回りの手入れは自身で行える状態である．

2．画像検査

画像検査の目的は，まず脳外科的疾患（脳腫瘍や脳挫傷，慢性硬膜下血腫など）や正常圧水頭症などの治療可能な疾患，脳血管障害を鑑別することであり，そして各変性疾患に特徴的な所見の有無を検索することである．さらに，重症度評価や経過観察としても用いられる．

MCIの診断に用いる画像検査には，形態画像検査であるコンピュータ断層撮影（computed tomography；CT）や磁気共鳴画像（magnetic resonance imaging；MRI）と，脳機能画像検査である脳血流単一光子放射CT（single photon emission computed tomography；SPECT），陽電子放射断層撮影（positron emission tomography；PET）である^{18}F-フルオロ-2-デオキシ-D-グルコース（^{18}F-2-fluoro-2-deoxy-D-glucose；^{18}F-FDG）-PETやアミロイドPET，タウPETなどがある（FDG-PETやアミロイドPET，タウPETはMCIでは保険適用外）．

頭部CT・MRIは脳血管障害や脳腫瘍，正常圧水頭症など，器質的疾患を鑑別する役割がある．さらに，変性疾患においてはAD（内側側頭葉の萎縮を認める），FTD（前頭葉や側頭葉に萎縮を認める），progressive supranuclear palsy；PSP（中脳被蓋部などに萎縮を認める），corticobasal degeneration；CBD（非対称性の大脳萎縮を認める）など，特徴的な画像所見を呈する疾患の診断に有用である．頭部MRIにおけるvoxel-based specific regional analysis system for Alzheimer's disease（VSRAD®）は，海馬の萎縮を統計的処理により健常者と比較して萎縮の程度を評価することができ[9]，ADを診断する際の一助となる．

脳機能画像検査では，SPECTは統計的に健常者と比較し，軽微な脳血流変化を捉え，後部帯状回や楔前部の血流低下はADでは早期から認められる[10]．^{18}F-FDG-PETにおいては，ADでは後部帯状回，楔前部，側頭葉皮質，頭頂葉皮質で糖代謝の低下が認められるが[11]，MCIでも25%に上記ADパターンの低下が認められ，7%は後頭葉での低下，3%は前頭葉あるいは側頭葉での低下パターンを示した[12]．DLBにおいてFDG-PETやSPECTで後頭葉への集積低下を認めることは，診断基準の1つに挙げられている[13]．PSPでは中脳や前頭葉で集積低下を[14]，CBDでは大脳皮質の集積低下に左右差を認める[15]．

アミロイドPETは脳へのアミロイドβ蛋白（amyloid β protein；Aβ）の蓄積を可視化するものである．アミロイドPETに用いられる放射性薬剤には複数の種類があるが，^{11}C-Pittsburgh compound Bは線維状Aβに高い親和性を有し大脳皮質への取り込み亢進を示すことから，AD病理を反映するといわれる[11]．ただし，健常高齢者でもAβ沈着は認められるため[16]，アミロイドPETの陽性所見のみでADとは断定できない．タウPETは研究開発が進んでいる．

3．脳脊髄液検査

ADの病理学的変化の1つである老人斑の主要構成成分はAβであり，老人斑では主にAβ_{42}の沈着がみられる．脳脊髄液中のAβ_{1-42}濃度（保険適用外）は脳内へのAβ_{42}の蓄積を反映し低下するといわれている[17]．

また，タウ蛋白は45-55 kDaの微小管関連蛋白であり，ヒト脳では6つのアイソフォームが発現しているが，ADのもう1つの病理学的変化である神経原線維変化は，リン酸化タウ蛋白が主要構成成分である．脳脊髄液タウ蛋白はADのほか，AD以外の神経疾患においても神経細胞や軸索障害の結果上昇するが[18][19]，脳脊髄液リン酸化タウ蛋白はAD以外の疾患において正常～軽度上昇を認めるのみである一方，ADでは上昇を認めることから，ADにより特異的な診断マーカーである[20]．

表 1. 軽度認知障害の中核臨床診断基準(NIA-AA 2011)

① 以前と比べ認知機能低下がある.
　 患者本人,患者をよく知る情報提供者,あるいは患者を診察している熟練した臨床医に
　 よって証明される.
② 記憶,遂行機能,注意,言語,視空間認知機能のうち1つ以上の領域が障害される.
　 患者の年齢や教育背景から期待され得る能力よりも下回っている.
③ 複雑な仕事(支払い,食事の用意,買い物など)を行うのに軽度の支障があり,以前に比
　 べ時間を要したり非効率的であったり,間違いが多くなったりするが,日常生活動作は
　 自立している.
④ 認知症ではない.

(文献5より引用作成)

表 2. アルツハイマー病による軽度認知障害の診断基準(NIA-AA 2011)

軽度認知障害の中核臨床診断基準を満たし,かつ認知機能低下をきたす全身疾患や中枢神経疾患(血管障害,
外傷,薬剤性など)を除外したうえで,以下の証拠を除外すること.
(1) パーキンソニズム:レビー小体型認知症にしばしばみられるような幻視やレム睡眠行動異常を含む
(2) 多数の血管リスクファクターかつ/あるいは脳画像検査で血管性認知機能障害を示唆するような広範な
　　脳血管疾患
(3) 前頭側頭型認知症を反映するような,病初期からの行動もしくは言語の障害
(4) 週単位もしくは月単位で進行する非常に急速な認知機能低下:これらは典型的にはプリオン病,腫瘍や
　　代謝性疾患を示唆する
ただし,これらの疾患の病理所見はアルツハイマー病を合併していることがある(例えばレビー小体や血管
障害など).

(文献5より引用作成)

MCIの診断

1.MCIの診断基準

MCIの診断は臨床症状および神経心理検査によって行う.

1995年にPetersenらによって確立されたMCIの基準は,記憶障害の訴えがあり,年齢に比し記憶障害が進行しているものの認知症ではない状態を指すものである.しかし認知機能障害を呈する疾患の中には,必ずしも病初期に記憶障害を呈するとは限らないものもある.そこで,2013年に出版されたDSM-5[2]では,軽度認知障害は「mild neurocognitive disorder」に該当し,以下の診断基準が設けられた.Ⓐ1つ以上の認知領域(複雑性注意,実行機能,学習および記憶,言語,知覚-運動,社会的認知)において,以前の行為水準から有意な認知の低下があるという証拠が,①本人,本人をよく知る情報提供者または臨床家による情報,あるいは,②標準化された神経心理学的検査,に基づいている,Ⓑ毎日の活動において認知欠損が自立を阻害しない,Ⓒ認知欠損はせん妄の状況でのみ起こるものではない,Ⓓ認知欠損は他の精神疾患によってうまく説明されない,以上によって診断される[2].DSM-5では背景疾患ごとに

MCIの診断基準が提示されている.

NIA-AA[5]ではMCIの診断基準を次のように提唱している.①かつてのレベルと比較し認知機能の低下があり,本人や本人をよく知る者,臨床医によって指摘され得る,②記憶,遂行機能,注意,言語,視空間認知機能のうち1つ以上の認知機能領域が,年齢や教育背景から予想される程度より低下している,③複雑な仕事を行う場合に以前よりも時間を要したり非効率的であったり間違いが多くなるが,日常生活動作は自立している,④認知症ではない,という項目によって診断される(**表1**)[5].MCIでの認知機能低下は,認知機能検査を行った際のスコアが年齢や教育背景を一致させた正常群の平均値に比べ,1~1.5 SD(標準偏差)程度の低下を認めることとされている[6].さらにNIA-AAではADによるMCIに関する診断基準も提示している(**表2**)[5].それにはバイオマーカーを組み合わせることによる診断の確からしさについても記載されており(**表3**)[5],MCIの背景疾患を鑑別するうえでのバイオマーカーの有用性が示唆されている.また,常染色体優性遺伝形式のAD(*APP*,*PS1*,*PS2*の変異)の家族歴が存在する場合,MCIはADへと進行する可能性が高く[5],遺伝学的検査の役割も大きい.

表 3. バイオマーカーを組み入れた，アルツハイマー病による軽度認知障害の診断基準（NIA-AA 2011）

診断カテゴリー	バイオマーカーによる ADの可能性	Aβ(PET または脳脊髄液)	神経障害(タウ蛋白, FDG-PET, MRI)
MCI 中核診断基準	情報なし	矛盾した／不確定／未検査	矛盾した／不確定／未検査
AD による MCI—中等度の可能性	中等度	陽性	未検査
	中等度	未検査	陽性
AD による MCI—高い可能性	最も高い	陽性	陽性
AD による MCI らしくない	最も低い	陰性	陰性

AD：Alzheimer's disease
Aβ：amyloid beta peptide
PET：positron emission tomography

FDG：fluorodeoxyglucose
MRI：magnetic resonance imaging
MCI：mild cognitive impairment

（文献 5 より引用改変）

2．MCI の診断の進め方の実際と原因疾患の診断

認知機能障害が疑われる患者が受診した場合，まず加齢に伴う正常範囲の認知機能低下やせん妄などの意識障害，うつ病・統合失調症などの精神疾患，精神遅滞や学習障害など，一見認知症と類似した病態・疾患を除外する必要がある．上記によらない認知機能低下が明らかな場合，NIA-AA[5]および DSM-5[2]による診断基準を基に，認知症なのか，あるいは MCI なのかを判断する．

次に，認知症や MCI の原因疾患を診断する．その際，発症・進行様式や認知機能障害の特徴，随伴する神経症候によって診断を進める．

まず急性発症や階段状の進行を示すものには脳血管障害による血管性認知症や脳炎などがあり，障害の部位に一致した神経症状や頭部画像検査で血管障害が存在することが多い．亜急性進行性の経過を辿る疾患には，Creutzfeldt-Jakob 病をはじめとするプリオン病や進行性多巣性白質脳症などがある．緩徐進行性のものには多くの神経変性疾患が含まれ，AD（記銘力障害や物盗られ妄想が目立つ），FTD（性格変化や行動異常が目立ち，記銘力障害は比較的軽度に留まる），DLB（症状の変動や幻視，錐体外路症状が特徴的），大脳皮質基底核変性症（左右差のある錐体外路徴候や大脳皮質症状が目立つ）や，進行性核上性麻痺（垂直性核上性眼球運動障害や易転倒性を特徴とする）などがある．経過や診察所見によってこれらの疾患を推測し，血液検査や画像検査，脳脊髄液検査などによって診断を裏付ける．

MCI の原因疾患を鑑別する際，治療が可能であ

る甲状腺機能低下症やビタミン欠乏症などの内科的疾患，硬膜下血腫や正常圧水頭症などの脳外科的疾患，薬剤誘発性の認知機能障害を鑑別することが重要であり，一般身体診察のほか，血液検査も適宜実施すべきである．

MCI のスクリーニング

日常診療の中で MCI をスクリーニングする場面として，認知機能低下を主訴に受診する患者の他に，認知機能障害以外の主訴で通院している患者の中から MCI を早期発見することが想定される．

これまで行ってきた仕事に以前よりも時間を要したりミスを生じやすくなったりしていないか，家事の手際が変化していないか，などの質問を日常診療の中で行い，まず日常生活の障害度を確認することが必要である．それには患者の元の生活様式や職歴，性格などを知っておくことが重要である．受診日の誤りや繰り返し同じ質問をする，といった行動も早期に認知機能低下に気付くポイントである．また，家族や介護者からも，もの忘れや性格変化などについて情報を得ることが望ましい．

このような観点から，病歴上，以前と比べ認知機能の低下が疑われた場合，まずは簡便な認知機能評価として HDS-R や MMSE，MoCA-J などの簡易認知機能検査を活用する．認知機能障害が存在することが疑われた場合，上述の MCI の診断の進め方に従い検査と鑑別を進めていく．

おわりに

MCI の原因は多彩であるがゆえに，病歴や診察

所見から原因疾患を推測し，さらには血液や画像検査，脳脊髄液検査などで，より診断を確実に行うことが必要である．その際には，根本的な治療が可能な疾患を見逃すことがないようにする，患者の全体像を把握し，原因疾患に対する早期介入，今後の治療・ケアの方針を立てることが肝要である．

文　献

1) McKhann GM, et al：The diagnosis of dementia due to Alzheimer's disease：Recommendations from the National Institute on Aging-Alzheimer's Association workinggroups on diagnostic guidelines for Alzheimer's disease. *Alzheimers Dement*, **7**：263-269, 2011.

2) 日本精神神経学会（日本語版用語監修）：認知症（DSM-5）および軽度認知障害（DSM-5）. DSM-5 精神疾患の診断・統計マニュアル, pp. 594-602, 医学書院, 2014.

3) Petersen RC, et al：Apolipoprotein E Status as a Predictor of the Development of Alzheimer's Disease in Memory-Impaired Individuals. *JAMA*, **273**：1274-1278, 1995.
Summary　軽度認知障害の概念を確立し，さらにアポリポ蛋白Eε4アリルが臨床症状進行の予測因子であることを示した論文.

4) Petersen RC：Mild cognitive impairment as a diagnostic entity. *J Intern Med*, **256**：183-195, 2004.

5) Albert MS, et al：The diagnosis of mild cognitive impairment due to Alzheimer's disease：Recommendations from the National Institute on Aging-Alzheimer's Association workinggroups on diagnostic guidelines for Alzheimer's disease. *Alzheimers Dement*, **7**：270-279, 2011.

6) Kazui H, et al：Differences of Behavioral and Psychological Symptoms of Dementia in Disease Severity in Four Major Dementias. *PLoS One*, **11**：e0161092, 2016.

7) Fujiwara Y, et al：Brief screening tool for mild cognitive impairment in older Japanese：Validation of the Japanese version of the Montreal Cognitive Assessment. *Geriatr Gerontol Int*, **10**：225-232, 2010.

8) Morris JC：The Clinical Dementia Rating（CDR）：current version and scoring rules. *Neurology*, **43**：2412-2414, 1993.

9) Matsuda H：MRI morphometry in Alzheimer's disease. *Ageing Res Rev*, **30**：17-24, 2016.

10) Matsuda H, et al：An easy Z-score Imaging system for discrimination between very early Alzheimer's disease and controls using brain perfusion SPECT in a multicentre study. *Nucl Med Commun*, **28**：199-205, 2007.

11) Zao Q, et al：Quantitative multimodal multiparametric imaging in Alzheimer's disease. *Brain Inform*, **3**：29-37, 2016.

12) Mosconi L, et al：Multicenter Standardized ^{18}F-FGD PET Diagnosis of Mild Cognitive Impairment, Alzheimer's Disease, and Other Dementias. *J Nucl Med*, **49**：390-398, 2008.

13) McKeith IG, et al：Diagnosis and management of dementia with Lewy bodies：Fourth consensus report of the DLB Consortium. *Neurology*, **89**：88-100, 2017.

14) Josephs KA：Key emerging issues in progressive supranuclear palsy and corticobasal degeneration. *J Neurol*, **262**：783-788, 2015.

15) Laureys S, et al：Fluorodopa uptake and glucose metabolism in early stages of corticobasal degeneration. *J Neurol*, **246**：1151-1158, 1999.

16) Fu L, et al：Comparison of dual-biomarker PIB-PET and dual-tracer PET in AD diagnosis. *Eur Radiol*, **24**：2800-2809, 2014.

17) Alberdi A, et al：On the early diagnosis of Alzheimer's Disease from multimodal signals：A survey. *Artif Intell Med*, **71**：1-29, 2016.

18) Shoji M, et al：Taps to Alzheimer's patients：A continuous Japanese study of cerebrospinal fluid biomarkers. *Ann Neurol*, **48**：402, 2000.

19) Noguchi M, et al：Decreased β-amyloid peptide[42] in cerebrospinal fluid of patients with progressive supranuclear palsy and corticobasal degeneration. *J Neurol Sci*, **237**：61-65, 2005.

20) Sunderland T, et al：Decreased β-Amyloid[1-42] and Increased Tau Levels in Cerebrospinal Fluid of Patients With Alzheimer Disease. *JAMA*, **289**：2094-2103, 2003.
Summary　アルツハイマー病の脳脊髄液中のβ-Amyloid[1-42]およびタウ蛋白濃度がバイオマーカーとして有用であることを示した論文.

特集／認知症早期診断・発症進行予防とリハビリテーション

BPSD の非薬物療法による予防と治療

數井裕光*

Abstract BPSD は予防する，あるいは出現しかけたときに早期に発見し，その段階で治療することが重要である．BPSD の予防には，認知症診断時からパーソン・センタード・ケアを基本とし，さらに原因疾患および，低下した機能と残存機能を理解して認知症の人の生活支援を行うことが重要である．また非薬物療法と介護サービスを BPSD 予防のために活用することも大切である．BPSD が出現したときに，これを早期に発見するためには，原因疾患ごと，重症度ごとに出現しやすい BPSD に関する知識を，認知症の人の最も近くで生活している家族介護者に知ってもらう必要がある．そこで我々は BPSD 出現予測マップを作成し公開している．また一般的に適切とされている対応法に関しては，実はその有効性は十分には検証されていない．そこで我々は，認知症ちえのわ net を用いて，多彩な BPSD に対する様々な対応法の有効性を明らかにする試みを行っている．

Key words 認知症の行動・心理症状(behavioral and psychological symptoms of dementia；BPSD)，家族に対する心理教育(psycho-educational intervention for family caregivers)，認知症ちえのわ net(Ninchisho Chienowa-net(Circle of wisdom about dementia care-net))，BPSD 出現予測マップ(charts for BPSD in dementia by disease severity)，介護サービス(care services)

はじめに

Behavioral and psychological symptoms of dementia(BPSD)とは，認知症の人に認められる攻撃性，焦燥性興奮，脱抑制，幻覚，妄想，不安，抑うつなどの精神症状，行動障害を包括した概念である．認知症の人において BPSD は高頻度に生じ[1]，本人の予後を悪化させ[2]，家族の介護負担を重くさせ[3]，早期の施設入所の原因となる[4]重要な症状である．認知症の症状は認知障害，神経症状，BPSD に 3 分類されるが，前 2 症状が治療困難な場合が多いのに対して，BPSD は治療可能とされている．しかし，現実的には一度，激しくなった BPSD を消失させることは困難である．そこで筆者は，BPSD は予防する，あるいは出現しかけたときに早期に発見し，その段階で治療することが重要だと考えている．本稿では，BPSD に対する非薬物療法に関して，筆者が重要だと考えていることをまとめ，さらに現在取り組んでいる活動を紹介する．

BPSD 予防・治療の基本

BPSD 治療の第一は，パーソン・センタード・ケア[5]を基本とした適切な対応法による治療である．パーソン・センタード・ケアでは，認知症の人の人柄，生きてきた軌跡，現時点の暮らしの状況を，認知症によって低下した脳機能と身体状態とともに重視して，人として尊重して接することが基本となる．このパーソン・センタード・ケアの基本を最も身近でケアする家族に理解して，実

---

* Hiroaki KAZUI, 〒 565-0871 高知県南国市小蓮　高知大学医学部神経精神科学講座，教授

践してもらうことが大切である．家族は認知症の人の人柄，生きてきた軌跡，現時点の暮らしの状況は当然熟知している．しかし，特に脳機能低下を理解することは困難である．そこで，我々医療者は家族に原因疾患に由来する脳機能低下を正しく伝える必要がある．また同時に，残存機能についても正しく伝える必要がある．そのうえで，適切な対応法を個々の認知症の人の実生活に即して，ともに考える姿勢が大切である．

1．基本的な対応

前記したようにBPSDに対する対応法は個別に考える必要があるが，多くの認知症の人に共通して重要な事項もある．筆者の実臨床の経験に基づくのであるが，BPSDのほとんどは認知症の患者本人の不安が誘因になっていると感じている．そこで，「大丈夫」であることを穏やかな雰囲気や態度で認知症の人に伝えることがBPSDの治療と予防に重要である．具体的には，認知症の人と話すときには，笑顔で正面から本人の顔を見ながら，落ち着いた声のトーンでゆっくりと明瞭に話す．認知症の人には理解の障害は目立たないようにみえても，実は存在することが多い．特に，一度に理解できる情報量は少なくなっている．そこで，話すときには情報量を制限して，文章はなるべく簡潔にして話す．認知症の人に理解してもらおうと思うあまり，ケアする人が論理的な詳しい説明を必死に，まくし立てるようにしてしまうことがある．内容が理解できないと，本人は責められていると勘違いすることもあると思われる．

またヒトは社会的な生物であるため，認知症になっても家族の役に立ちたいと思っていることが多い．そこで認知症の人にも役割を持ってもらい，その役割を果たしてくれたときには「ありがとう，助かったよ」と声かけをすると認知症の人の自己肯定感が高まり，BPSDの予防や軽減につながると思う．実際，デイケアなどに馴染みにくい男性の認知症の人でも，女性が多いデイケアの現場で，机を運ぶなどの力仕事を担当させてもらえるようになった後は，「私がいないと皆が困る」と言いながらデイケアに通うようになり，易怒性や拒否も目立たなくなることを経験する．

2．原因疾患別の対応

低下した機能と残存機能によって，対応法を個別に考えるとなると，実臨床場面においては，原因疾患が重要となる．ここでは，アルツハイマー病（Alzheimer's disease；AD）と前頭側頭葉変性症（frontotemporal lobar degeneration；FTLD）を取り上げ，症候学に基づいた対応法の例を挙げる．

1）アルツハイマー病の記憶障害

AD は認知症の中でも最も記憶障害が顕著な疾患で，コリンエステラーゼ阻害薬などを投与しても，記憶障害の改善を実感できることは少ない．そこで記憶障害への対応が重要となる．これに関して，AD の初期であれば情動による記憶の増強効果が保たれていることを我々は明らかにした[6]．そこで陽性の情動を付加する工夫をすることによって覚えやすくなる可能性がある．例えば，「鍵の置き場所の横に大好きなお孫さんの写真を添える」，「飲むべき薬の箱の横に大好きなプロ野球選手の写真を添える」のである．それぞれ鍵を置くとき，薬を飲むときに写真を見て，陽性の気持ちが賦活され，鍵の置き場所を早く覚えられたり，薬の飲み忘れが減ったりする可能性がある．逆に陰性の情動によって記憶が増強してしまわないように，例えば，強く叱責するとそのことを覚えている可能性があるので，避けるようにと家族介護者に説明する際の根拠として用いることもできる．

2）前頭側頭葉変性症の常同行動

FTLD では前頭葉の機能低下をきたすため，人格変化が目立つ．中でも同じことをし続ける常同行動は特徴的な症状である．例えば，誰に会っても毎回，同じフレーズの話をせずにはいられない滞続言語，同じものばかり食べたがる常同的食行動異常，決まった経路を歩かずにはいられない常同的周遊などである．

常同的周遊は，目的がわからない外出行動とい

表 1. アルツハイマー病の徘徊と前頭側頭葉変性症の常同的周遊の比較

	アルツハイマー病の徘徊	前頭側頭葉変性症の常同的周遊（周徊）
原　因	何か（実家などの過去の家など）を探すために出かける. 今の環境に不安感，疎外感を持っている.	同じ経路を散歩したいという強い欲求.
配慮 すべき点	視空間認知障害のために道に迷う可能性がある.	通常は道に迷うことはない. 欲求は強く，制止困難.
対　応	安心させてあげる. 途中まで一緒に散歩する. 記憶障害のために途中で徘徊の目的を忘れて，自宅に戻る.	安全に周遊させてあげる. 危険な場所や事件になりそうなことがないかをチェック.

う点では，AD で認められる徘徊と類似している．しかしその成立機序，対応を考えるうえで配慮すべき他の認知障害も異なるため，対応法が異なる（**表** 1）．AD の徘徊の背景には，現在の環境に対する不安感や疎外感を持っていることが多い．そのため，安心してもらうよう声かけを行うことが大切である．声かけだけでは軽減しない場合には，一緒に出かける．AD では視空間認知障害が顕著であることが多いので，1 人で出かけさせるわけにはいかないからである．少し一緒に歩くと，なぜ外出していたのかを本人が忘れて，帰ろうとの声かけで戻ってもらえることが多い.

一方，FTLD の常同的周遊は一定の経路を歩きたいという強い欲動に起因している．また数時間の長い経路を歩くことも多いため，一緒に付き添って歩くことは現実的には難しい．一方，FTLD では視空間認知障害は目立たないため，道に迷うことは少ない．そこで，FTLD の人が独自に決めた経路に危険な場所がないかを確認するなどして，安全に周遊させることを基本とする．経路の途中にあるパン屋で店頭のパンを食べてお金を払わないというようなことが起こり得る．このようなことが起こる可能性が高い場合には，その店の人にだけ，この疾患に罹患していることを話して，「もしもそのようなことがあったら，電話してください，後でお金を支払いに行きます」とお願いすると良い.

逆に FTLD では，常同行動を利用したケアが可能である．例えば，塗り絵が好きな人の場合，塗り絵セットを渡しておくと数時間没頭してくれる．また困った常同行動を許容可能な常同行動に修正することもできる．修正させる際には，短期入院やショートステイなどを利用して一度，環境を変えると良い．また本人が好む行動をあらかじめ知っておき，これに修正するのが良い.

FTLD では様々な食行動異常も認められる．進行期の本疾患の食行動異常に対する懐石個別介入法と名付けた治療法を解説したビデオが作られ公開〔https://www.bpsd-map.com/〕されている．若干の登録作業が必要であるが，参考にしていただければと思う.

3．認知症ちえのわ net

現在，書店には BPSD 対応マニュアルが数多く並んでいる．またインターネットには，様々な対応法が公開されている．これらのほとんどは，認知症の専門家やケアの専門家が，主として自らの経験に基づいて適切と考えられた対応法である．いわゆるエキスパートオピニオンがまとめられているといえる．しかし，これらの対応法が実臨床場面でどの程度有効であるかについては，ほとんど検証されたことがなかった．また医学の世界において，何らかの治療法の有効性を検証するためには，無作為化割り付け試験（RCT）を行うことが王道である．しかし多彩な BPSD に対する様々な対応法の有効性を 1 つずつ RCT で検証することは非現実的である．そこで我々は，日本中の医療やケアの専門家や家族が日頃行っているケアに関する体験を集めて，それを整理することによって，多彩な BPSD に対する様々な対応法の有効性を明らかにすることを考えた．集合知の活用である．このような目的で作成し，現在も運営しているウェブサイトが認知症ちえのわ net〔https://

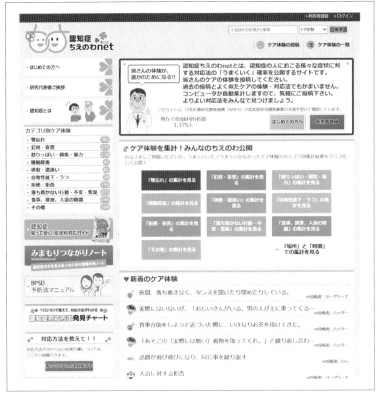

図 1. 認知症ちえのわ net のトップページ

chienowa-net.com/」(**図1**)である.

認知症ちえのわ net では,「① 認知症の人がとった困った行動(BPSD), ② それに対して介護者が行った対応法, ③ その対応法によって困った行動が軽減したか否か」という 3 つの情報のセット(認知症ちえのわ net では「ケア体験」と呼んでいる)を日本全国の家族介護者, ケアの専門家, 医療従事者に投稿してもらっている. そして集まったケア体験の中から, 同じ困った行動で, かつ同じ対応をしたケア体験を抽出して, このケア体験数を分母に, その中で「奏効した」ケア体験の数を分子にして, 奏効確率を計算し, 公開している.

認知症ちえのわ net の特徴をまとめると, ① 医療者のみの活動ではなく, ケアスタッフ, 家族介護者など, 認知症の人の診療, ケアをする人達の共同活動であること, ② 失敗の体験が重要な情報となること(一見, 有効そうにみえても, 実際は奏効確率が低い対応法を明らかにすることも重要である), ③ 絶対的に有効な対応法があるわけではなく, ケアをする人たちの多くが, 試行錯誤している現状をお互いに知ることができることなどである.

2019 年 3 月 14 日現在, 認知症ちえのわ net で公開されている奏効確率の一部を**表2**にまとめる. 認知症ちえのわ net に蓄積されるケア体験数が十分になった暁には, 男女別, 原因疾患別, 重症度別(要介護度)の奏効確率を再計算して公開する予定である. さらに, ある属性(性別, 原因疾患, 要介護度)の認知症の人に対して奏効確率の高い対応法が, 本サイトで抽出されたときには, その属性と一致する認知症の人を登録している利用者に電子メールでその対応法を自動的に送信する仕組みも構築しようと考えている.

認知症ちえのわ net では, 奏効確率の公開以外にも, 認知症に関する情報提供, 「認知症対応方法発見チャート」, 「対応方法を教えて!!」などが用意されている. 「認知症対応方法発見チャート」とは行動分析, すなわち,「『行動』には『きっかけ』がある」, 「行動の後に起こる『結果』がその行動が繰り返される原因となっている」という考えに基づいて, BPSD を有している人を観察し, BPSD の原因や誘因を分析して, 行動を増やしたり, 減ら

表 2. 認知症ちえのわ net で公開されている奏効確率

カテゴリー	起きたこと	対応方法	奏効確率計算の元になったケア体験数	奏効確率(%)
物忘れ	薬を飲み忘れる	薬箱を利用する	10	40
		薬カレンダーを利用する	51	60.8
		本人に手渡しできる体制を作る	52	92.3
	食事を食べたことを忘れる	食べたことを説明する	8	75
		食器などをすぐに片付けずにそれを見せる	6	66.7
	火の管理ができない	危険なことが起こりにくい機器に変える	14	71.4
	同じ事を何度も聞いたり，言ったりする	あえて同じ説明の仕方を繰り返す	16	56.3
幻覚・妄想	物を盗られたという	家族が管理していると伝える	17	23.5
	ある物が人や顔などに見える	見間違えている物を除去する	15	93.3
	配偶者が浮気していると思い込む	そのような事実がないことを説明する	11	0
徘徊・道迷い	病院・施設の自室がわからず迷う	目印・誘導を作る	11	90.9

したり，調整したりできる対応法を導き出す手法である．2019 年 3 月 14 日現在，「物を盗られたと言う」，「部屋に閉じこもる，部屋から出てこない」，「介護を拒否する」，「施設から外へ出ていこうとする，家に帰ると言う」の 4 つの症状が取り上げられ，それぞれに設定された複数の質問に Yesか No で回答していくと適切な対応法（案）に導かれるようになっている．「対応方法を教えて!!」は文字通り，対応方法がわからず困っている人が，その症状を投稿しておくと，何らかの対応法でその症状を軽減させることができた経験を持っている人が，回答を記載してくれるという仕組みである．

認知症ちえのわ net が永続的に稼働しつづけられるよう支援体制を現在構築しつつある．BPSDに困ったら，まずはこのサイトを訪問して，奏効確率の高い対応法を知り，その対応法から実践してもらえるようになったらありがたいと思っている．本サイトにおいては，ケア体験が多いことが，結果の信頼性を高めるために最も重要である．本稿の読者にも本サイトへの登録とケア体験の投稿をお願いしたい．

4．介護サービスによる BPSD 治療と予防

筆者は，介護サービスの利用は認知症の人の身体的機能と認知機能の維持，介護者の介護負担の軽減のために必要と考えている．さらに BPSD に対する治療，予防効果もあると思っている．認知症の人の生活の場が家庭だけで，会話する相手が家族だけであると，家庭で家族との間で何らかの軋轢が生じたときには逃げ場がなくなる．そのために家族に対する BPSD が顕著になることがある．認知症の人に，家庭以外の過ごす場があり，家族以外に話ができる人がいると，もしも家族と軋轢が生じても，許容できる可能性が高まる．我々は，さらに一歩進めて，どのような BPSD に対してどのような介護サービスが有効なのかについて整理した．大阪府社会福祉協議会に属するケアの専門家 105 名の協力を得て，認知症の BPSDの評価尺度である Neuropsychiatric Inventory(NPI) の 12 項目それぞれに対して，有用性を経験した，あるいは有用だと思う介護サービスを点数化してもらった．また有用だと思う理由も聴取した[7]．例えば，在宅系介護サービスの中では，興奮に対しては訪問介護が最も有用で，その理由は，「環境が変わるより馴染みのある自宅中心でサービスを受けるほうが良い．個別性を重視し，時間をかけてもその人に合わせた介助を実現できるほうが良い」からとのことであった．不安に対しては訪問介護が最も良く，その理由は，「住み慣れた自宅での支援のほうが本人が安定する．その人に合った接し方が大切なので，集団より個別対応が必要」だからとのことであった．アパシーに

対しては通所介護が最も有用で，その理由は，「人との交流や外出の機会を持ち，会話や活動をともにすることで刺激が得られる．社会への参加．生活意欲を向上させる．新しい人間関係が構築できる」であった．その他のBPSDについても公開しているのでご参照いただけたら幸いである〔https://www.bpsd-map.com/〕．

5．BPSD 出現予測マップ

BPSDを出現しないようにする，あるいは出現しかけたときに直ちに発見して，適切な対応法をより早く実践することがBPSDの予防，治療には重要である．そのためには，最も認知症の人の近くにいる家族介護者，あるいは本人自身に，出現しやすいBPSDについての情報を提供することが必要である．そこで我々は「BPSD出現予測マップ」[1]〔https://www.bpsd-map.com/〕を作成した．BPSD出現予測マップとはAD，FTLD，レビー小体型認知症(dementia with Lewy bodies；DLB)，血管性認知症(Vascular dementia；VaD)の4大認知症それぞれについて，どのようなBPSDがどのような頻度，重症度，介護負担度で出現するかを，認知症の重症度別にまとめたものである．BPSDの分類は，NPIの12項目を採用し，認知症の重症度評価にはclinical dementia rating(CDR)を利用している．BPSD出現予測マップは家族介護者の利用を想定している．家族の立場では，自分が介護している1人の認知症の人のケアを円滑にできることが重要である．4大認知症間のBPSDの出現頻度などの比較はほとんど必要ない．そのため，BPSD出現予測マップは原因疾患ごとにまとめられた4つの小冊子の形となっている．認知症と診断されたときに，患者本人の原因疾患のBPSD出現予測マップを家族に手渡し，本人の重症度のときにはどのようなBPSDが出やすいのか，進行して次のCDRの段階に移行したときにはどのようなBPSDが出現しやすいのかなどをあらかじめ知ってもらい，出現確率の高いBPSDに備えてもらうのである．

6．非薬物療法の考え方

認知症疾患診療ガイドライン2017[8]ではBPSDに対しては非薬物療法が薬物療法に優先するとされている．代表的な非薬物療法には運動療法，音楽療法，回想法，リアリティオリエンテーションなどがある．しかし実際は，不安や興奮が強い認知症の人がこれらの療法に参加することは困難である．そこで我々は，非薬物療法はBPSDの予防するために行うべきと考えている．すなわち，認知症の人が楽しく，自己表現できる活動を定期的に行うことで，本人の生活が充実し，精神面が安定し，BPSDが出現しにくくなると考えている．

おわりに

現在我々は，国立研究開発法人日本医療研究開発機構の支援を受けて「認知症者などへのニーズ調査に基づいた『予防からはじまる原因疾患別のBPSD包括的・実践的治療指針』の作成と検証研究」を行っている．この研究では，我が国で広く利用できるBPSD治療指針の作成を目的としている(図2)．この指針では「BPSDの予防」と「出現してしまったBPSDは早期に発見し，軽い段階で適切に対応する」ことを基本としている．また，この指針では3つの治療の段階を設定している．第1段階は認知症と診断されたときから始まり，BPSDの予防を行う．しかし予防できなかった場合は，第2段階の治療を追加する．すなわち，認知症知ちえのわnetを活用した適切な対応法による対応である．しかしこの方法では治療できなかった場合は，第3段階の認知症疾患診療ガイドライン2017[8]に準拠した薬物治療を追加するのである．多くの人の使いやすい指針ができるよう研究チームで尽力したいと思っている．

謝　辞

本稿には，2009-11年度厚生労働科学研究費補助金認知症対策総合研究事業「認知症の行動心理症状に対する原因疾患別の治療マニュアルと連携クリニカルパス作成に関する研究(主任研究者數井裕光)」，2013-

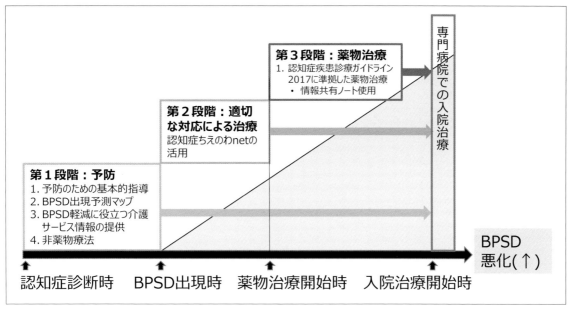

図 2. BPSD に対する包括的・実践的治療概念図

14年度厚生労働科学研究費補助金認知症対策総合研究事業・2015年度国立研究開発法人日本医療研究開発機構(AMED)認知症対策総合研究事業「BPSDの予防法と発現機序に基づいた治療法・対応法の開発研究(主任研究者數井裕光)」,2014-16年度 AMED 認知症対策総合研究事業「ICT を利用した認知症ケアのための情報収集・蓄積とグッドプラクティス自動抽出システムの開発と検証研究(主任研究者數井裕光)」,2017-19年度 AMED 認知症対策総合研究事業「認知症者等へのニーズ調査に基づいた『予防からはじまる原因疾患別の BPSD 包括的・実践的治療指針』の作成と検証研究(主任研究者數井裕光)」,2016-20年度 AMED 認知症対策総合研究事業「適時適切な医療・ケアを目指した,認知症の人等の全国的な情報登録・追跡を行う研究(主任研究者鳥羽研二)」,2019年度長寿医療研究開発費「認知症ケアレジストリの研究成果の利活用促進に関する調査研究(主任研究者武田章敬)」,2019-22年度科研・基盤研究 A「在宅高齢者・認知症当事者の『こころ』の外化に基づく自助・互助支援システムの開発(主任研究者中村匡秀)」の支援を受けて行われた研究内容が含まれている.

文献

1) Kazui H, et al：Differences of Behavioral and Psychological Symptoms of Dementia in Disease Severity in Four Major Dementias. *PLoS One*, 11：e0161092, 2016.
   Summary 4大認知症に対して様々な BPSD の CDR 別の頻度, 重症度, 介護負担度が整理されている.

2) Stern Y, et al：Predictors of disease course in patients with probable Alzheimer's disease. *Neurology*, 37：1649-1653, 1987.

3) Allegri RF, et al：Economic impact of dementia in developing countries：an evaluation of costs of Alzheimer-type dementia in Argentina. *Int Psychogeriatr*, 19：705-718, 2007.

4) Morriss RK, et al：Delusions in newly admitted residents of nursing homes. *Am J Psychiatry*, 147：299-302, 1990.

5) 水野 裕：実践パーソン・センタード・ケア：認知症を持つ人たちの支援のために. ワールドプランニング, 2008.

6) Kazui H, et al：The impact of emotion on memory. A controlled study of the influence of emotionally charged material on declarative memory in Alzheimer's disease. *Br J Psychiatry*, 177：343-347, 2000.
   Summary 洗練された紙芝居記憶課題を用いて,情動喚起による記憶の増強効果がアルツハイマー病においても認められることを明らかにしている.

7) Suzuki Y, et al：Advantages of different care services for reducing neuropsychiatric symptoms in dementia patients. *Psychogeriatrics*, 18：252-258, 2018.

8) 日本神経学会(監修),「認知症疾患診療ガイドラ

イン」作成委員会：認知症疾患診療ガイドライン
2017，医学書院，2017.

Summary　認知症に関する最新の知見が整理され
た，我が国において現在，最も信頼性の高い書籍
である．

特集／認知症早期診断・発症進行予防とリハビリテーション

初期の認知症に対するリハビリテーション医療

大沢愛子[*1] 前島伸一郎[*2] 近藤和泉[*3]

Abstract 軽度認知障害や認知症に対するリハビリテーションは，多くの病院や施設で行われているが，まだ十分に方法が確立しているとはいえない．特に，初期の診断後，間もない時期のリハビリテーションについては，多くの治療者が手探りで実施しているのが現状である．そこで本稿では初期の認知症に対するリハビリテーション医療の流れや評価，治療について述べる中で，正しく診断することの大切さ，評価の重要性，インフォームドコンセントの大切さ，person-centered の原則，家族指導の重要性などについて概説する．これらの原則や注意点を踏襲することによって，患者や家族から信頼を得ることができ，人対人としての治療が可能となる．初期の診断から日が浅い段階は，患者も家族も極めて神経質で不安になっている時期であり，その気持ちに配慮したケアが重要である．

Key words パーソンセンタードケア(person-centred-care)，非薬物療法(non-drug therapy)，家族指導(family education)，残存機能(residual function)

はじめに

平成28(2016)年の厚生労働省「国民生活基礎調査」によると，65歳以上の要介護者において介護が必要になった原因の第1位が脳血管障害に代わり認知症となった．また，同じく平成28(2016)年の「高齢社会に関する意識調査」では，どのような形であっても自宅で介護を受けたいと答えた人の割合は75.3％であったという．社会生活の障害や日常生活の障害が主体となる認知症の有病者の割合は今後も増えると考えられているが，高齢者のみの世帯も多く，また，子どもや孫と同居していても共働き世代の増加によって，在宅で介護を行うことのできる介護者を確保することは益々困難となっている．このような社会情勢の中で認知症の人が在宅でなるべく長く生活するためには，発症早期から，医療機関が適切なケアや生活指導を行い，長期的に生活できる環境を整備することが大切である．本稿では，そのような発症早期の認知症とその家族に対するリハビリテーションの原則，ならびに注意点について概説する．

認知症に対するリハビリテーションの流れ

「認知症」は様々な疾患に起因する病態を表したものであり，「認知症＝Alzheimer病」というわけではない．また，慢性硬膜下血腫や正常圧水頭症，電解質異常，ホルモン異常，ビタミン不足，うつ病，脳腫瘍など，内科的あるいは外科的に治療し得る疾患により類似する症状を示すことも多く，脳卒中が見つかる例もある．このため，正しい診察を行うことが認知症の治療の最初のステップである．特に，初期の段階では軽度の認知機能低下

[*1] Aiko OSAWA, 〒474-8511 愛知県大府市森岡町7-430 国立研究開発法人 国立長寿医療研究センター認知行動科学研究室，室長／リハビリテーション科，医長
[*2] Shinichiro MAESHIMA, 金城大学，学長
[*3] Izumi KONDO, 国立長寿医療研究センター，副院長

表 1. 認知症診療の流れ

---

1. **患者と介護者に対する問診：情報収集による病態把握**
   - いつから，どのような症状があるか
   - 誰の訴えなのか
   - どのような関係にある人からの情報か(同居の有無，介護状況など)
   - 患者の訴えと介護者の訴えの差違(病識や症状に対する捉え方の違いなど)
2. **診断：十分な情報に基づく科学的診断**
   ＜身体所見，神経学的所見，精神医学的所見，血液検査，画像診断，神経心理学的検査など＞
   - 治療可能な疾患の除外
   - 認知症の原因疾患の確定
   - 認知機能障害の程度の評価
   - 日常生活障害，社会生活障害の程度の評価
3. **治療：優先度を考慮した包括的アプローチ**
   - 中核症状および認知症の精神・心理症状への薬物療法の適応の検討
   - 非薬物療法の適応の検討
   - 身体合併症への対応
   - 介護指導を含む環境調整
   - 社会資源の活用

(文献 1 より引用，筆者改変)

のみを呈していることが多く，他科や他院で認知症と言われてリハビリテーションを希望し紹介されても，実際には診断がなされていない場合もあり，リハビリテーション処方を行う前に必ず診断に関する経緯について確認を行うべきである．

　認知症診療の流れについて**表 1**[1]に示す．診断の手順としては，まず，認知症に特徴的な認知機能の低下があるか，それらが生活障害を引き起こしているか，そして，もし認知機能障害や生活障害があればその内容，そして症状の程度や頻度を，患者と介護者からの問診で丁寧に聞き取り，簡便なスクリーニング検査にて客観的に認知機能の低下を示し得るか評価する．また，特徴的な神経症状を伴っていないか，バイタルの変動はないか，夜間の睡眠の状況はどうか，歩行の様子はどうかなど，認知症の原因疾患の鑑別のために必要な診察を行う．大切なことは，認知機能の低下やその他の症状により日常生活や社会生活が障害されているかどうかであり，日常生活機能や社会生活機能の低下があって初めて認知症と診断することになる．軽度認知障害(MCI)や認知症を疑う場合には，頭部 CT や MRI を，また必要に応じて局所脳血流検査(SPECT)などを実施し，認知症の原因について精査を行う．

　ここまで診断の重要性について述べてきたが，アルツハイマー型認知症，脳血管性認知症，レビー小体型認知症，前頭側頭型認知症，嗜銀顆粒性認知症などの神経変性疾患としての認知症には特効薬となる薬剤がまだなく，これらの疾患の診断を行うことの意義は乏しいという意見もある．しかし，疾患によって特徴的な神経症状や認知機能障害などがあり，また予後も異なるため，やはり治療前にしっかりと診断を行い，今後起こり得る症状や機能低下に留意しながら，その情報を患者や家族と共有して治療計画を立てることが重要である．

　認知症の原因疾患がわかれば，症状に応じて薬物療法と非薬物療法を組み合わせて治療を行う．基本的には認知症は認知機能障害と生活障害を主体とする病態であるため，治療にあたっては，診断のとき以上に細かく認知機能，生活機能，環境，性格などを聞き取って評価し，その人や，その人を取り巻く家族・環境に即したリハビリテーションを提供する．元々持っていた能力や技能，ものの考え方，障害されている機能，残存している機能，家族との関係，周囲の環境はすべての患者で異なっており，画一的に同じリハビリテーションを提供しようとするのは大きな誤りである．このように，認知症のリハビリテーションにおいては治療前の評価の段階から person-centered の姿勢で臨むことが大原則である．

初期の認知症患者に対する
リハビリテーションの原則

　認知症の治療は認知機能の改善と生活の質(QOL)向上を目的として，薬物療法と非薬物療法を組み合わせて行う(認知症疾患治療ガイドライン 2017)[2]．初期の段階では，抗認知症薬を投与することが多いため，非薬物療法を行う場合にも薬物に関する知識は必須である．特に，認知症という診断を受け，治療を開始したばかりの患者やその介護者は疾患理解や受容が進んでおらず，病気や治療に対して不安を抱いていることが多い．こ

表 2. 認知症の非薬物的治療

認知症の人への アプローチ	認知機能訓練，認知刺激，経皮的電気指摘療法（経頭蓋，末梢），運動療法，音楽療法，回想法，ADL 訓練，マッサージ，レクリエーション療法，光療法，多感覚刺激療法，支持的精神療法，バリデーション療法，鍼治療，筋弛緩法など
介助者への アプローチ	心理教育，スキル訓練，介護者サポート，ケースマネージメント，レスパイトケア，介護者のセルフケア，認知行動療法など

（文献 2 より引用，一部改変）

のため，非薬物療法を行う治療者は，患者や家族からの様々な疑問に対応できるよう，薬物療法など他の治療の選択肢についても十分な知識を有していることが望ましい．

認知症の非薬物的介入には，認知機能訓練，認知刺激，回想法，音楽療法，日常生活活動（ADL）訓練，運動療法，支持的精神療法などがある（**表2**）[2]．一般的に認知症のリハビリテーションでは，1つの治療手法のみを行い続けることはほとんどなく，様々な手法を組み合わせて行うことが多い．繰り返しになるが，これは，認知症の症状の主体が生活障害にあり，特定の認知機能のみが改善すれば，認知症を取り巻く問題のすべてが解決するものではないという認知症の疾患的特徴に起因する．ただし，認知症の初期には，遂行機能障害や記憶障害など，比較的わかりやすい中核症状がみられることも多いため，その部分を狙った認知機能訓練が生活障害を改善するために，効果的でニーズが高い場合もある．例えば，記銘力障害が強く，同じものを何度も買ってしまったり，友人との約束を守れないなどの問題が大きければ，メモや連絡用のホワイトボード，スマートフォンのアラーム機能などの外的補助手段を用いた記憶の代償法が有効である場合がある．しかし，メモを取る習慣がない，スマートフォンの使用経験がないなどの場合は，家族に適切なタイミングでの予定の確認を依頼するなどの方法を選択する．患者の持つバックグラウンドによって適した方法が異なるため，いくつかの選択肢を提示して，患者や家族に試してもらいながら最適な方法を見つけると良い．いずれにしても，詳細な評価を行い，生活障害に影響するものは何かを突き止め，それを補えるような他の良好な認知機能や家族関係を熟知しておくことが，認知症の人へのアプローチの第一歩である．

また，初期認知症の段階では，なんらかの認知機能障害があっても，全体的な認知機能や認識能力は保たれていることが多い．このため，治療の開始にあたっては，家族だけでなく，認知症の人にも十分な説明を行い，治療に対する理解を得るよう努めなければならない．医療におけるインフォームドコンセントの同意における原則として，治療を受ける本人が病名や症状，予測される経過，選択し得る治療法，利用できる社会資源や社会制度について説明を受ける権利を有し，治療を受けるかどうかについて自己決定する権利を有する．特に，初期の認知症では，治療開始前のこの段階で医療に対する信頼が得られないと，その後の治療を長く継続することが極めて困難となる．したがって，初診時や治療の早い段階で信頼関係を構築するよう積極的に心がけるべきである．ただし，自己認識能力が低下し，病識が乏しいということも認知症の特徴の1つである．このため，杓子定規に病名や予後だけを伝えることは患者を怒らせ，医療者や医療機関に対する不信感を募らせることにつながり，かえって逆効果となることが多い．前述のように，認知症の初期は，患者の家族も極めて精神的に不安定な時期にあることを考慮し，"何か問題があってもあなたのせいではなく，病気（または脳の状態の変化）が原因であること"，"あなたとご家族の将来について一緒に考えたいと思っていること"，"なるべく今の機能を維持し，将来大きな問題が起こらないように一緒に備えたいこと"，"そのために現状をしっかりと理解し，今後何をすべきかを考えて，ともに歩んでもらいたいこと"などを伝え，患者や家族の孤立を防ぎ安心感を与えることが大切である．

認知症の人と家族に対する
リハビリテーションの具体的な注意事項

認知症の有無にかかわらずリハビリテーションにおいて肝に銘じるべきことは，病院に来ている

時間だけではなく，実際の自宅での生活を想像
し，家族や友人などとの生活の中で問題が生じな
いよう対策を講じることである．病院で行うリハ
ビリテーションでは，医師や療法士は，つい自分
の目の前にいるときだけの治療に集中し，その時
間内に何らかの改善が得られれば満足しがちであ
る．しかし，リハビリテーションの本質は在宅生
活や社会生活の維持・改善にあり，病院に来てい
るわずかな時間だけ症状が改善していても意味は
ない．したがって，患者や家族から，生活に関す
る問題点やニーズを注意深く聴取し，低下した認
知機能や生活機能障害の影響を最小限にとどめる
ことができるよう，リハビリテーションプログラ
ムを組み立てるべきである．

　また，高齢者の生活には性別による差があるこ
とが知られており[3]，認知症の人の生活にもその
差は同様に反映されている．このため，指導にあ
たっては，認知症になる前の生活スタイルや生活
に対する考え方を丁寧に聴取し，その人やその家
族に合った現実的な指導を実施することが大切で
ある．

　実際のリハビリテーションでは，なるべくエビ
デンスのある治療を選択する．例えば，認知刺激
では，認知機能障害に対し，非介入群と比較して
Mini-Mental State Examination や ADAS-cog を
改善させる効果があったと報告されている[4]~[6]．
また音楽療法には精神的な効果の報告が多い
が[7]，最近は音楽と運動を組み合わせることによ
り，認知訓練のみを行った場合に比べて有意に
ADL が維持されていたという報告もあり[8]，長期
的な効果に対する今後の報告も期待したい．運動
療法に関しては，ADL 改善や認知機能改善の可
能性が考えられている[9]．また運動に関するラン
ダム化比較研究では，健忘型軽度認知障害高齢者
への介入で記憶や言語流暢性，注意機能の一部に
有意な改善を認め，MRI の追跡でも，単純な有酸
素運動にマルチタスクを加えた運動介入群では，
開始 6 か月の脳萎縮の進行度合いに有意な変化が
なかったが，コントロール群では脳萎縮領域が有

意に増加していたという[10][11]．運動はこのような
認知症の予防や認知機能の維持のみならず，転倒
予防や ADL に関する基本的な身体能力の維持，
認知症を悪化させる脳の虚血性変化や脳卒中の予
防などにもつながり，運動療法は MCI や認知症の
人を全身的に治療するために有用な手法の 1 つで
ある．回想法も施設などではよく行われるリハビ
リテーション手法であるが，認知症の人の過去や
思い出に焦点を当て，受容的，共感的，支持的に
傾聴することで，認知症の人の気分を改善させた
り，幸福感を与えたり，抑うつの改善が得られる
と報告されている[12][13]．これらのリハビリテー
ション手法は主に認知症患者に対して行われるも
のであるが，焦燥性の興奮や妄想，徘徊などの認
知症の行動・心理症状（BPSD）に対しては，家族
や介護者がそのような症状が生じた理由や原因を
考え，患者と適切に話す会話テクニックを身につ
けることで症状の改善が得られる場合も多い．す
なわち，なんとかその場を収めようと安易になだ
めたり叱ったりするのではなく，肯定も否定もせ
ずに患者の訴えを傾聴し，安心感を与えることが
大切である．興奮の最中にこのような話し合いを
行うことは困難であるが，これらの BPSD は，低
下していく能力や，家庭人，あるいは社会人とし
ての役割の喪失に対する抵抗や自己防衛の気持ち
から出現することが多く，周囲がそれを理解し
て，現状を肯定したうえで残存能力を生かして新
たな役割を創出し，自尊心を回復させることが症
状の軽減につながる．このように BPSD のケアに
家族が果たす役割は極めて大きく，家族の性格や
考え方に配慮しながら，介護者家族に対する疾患
教育や対処方法の指導などを積極的に実施すべき
である．

最後に

　本稿では，発症早期の認知症とその家族に対す
るリハビリテーションの原則，ならびに注意点に
ついて述べてきたが，認知症のケアすべてに共通
することは person-centered である．問診をする

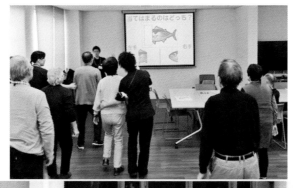
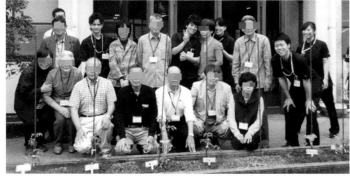

図 1. 脳・身体賦活リハビリテーションの例
a：認知課題を付加した運動療法
b：園芸課題（夏野菜の植え付け，収穫後に調理訓練）

ことも評価を行うことも，治療をすることもすべて，それぞれ 1 人ひとりの患者や家族になされるべきことであり，「認知症」という病態や「症状」をケアするわけではないことに留意すべきである．国立長寿医療研究センターでは MCI と認知症の人に脳・身体賦活リハビリテーションを実施している（図1）が，患者に関しては，「リハビリテーションに来れば笑顔になれる」「楽しい」「頑張ろうと思う」「自分のことを認めてもらえるので自信が出る」と感じるように接し，介護者家族に対しては，「安心できる」「誰かに聞いてもらえて不安がなくなる」「ほっとする」「こんなに色々なことができることを初めて知り，家でも何か役割を考える」「私の言い方が悪かった」「ちょっとでもよくなって欲しいと色々とやらせすぎて追い詰めていた」などと自発的に感じる場を提供している．特に初期の段階は，その後の治療経過や予後を左右する極めて大切な時期であり，リハビリテーションを行う立場としては，いかに患者や介護者家族を 1 人の人として大切にして信頼を得るかに注力し，患者や家族の生活に寄り添う気持ちを持ちながら，生活上の問題に対する具体的な解決案を提示することが大切である．また，エビデンスのない訓練は行ってはいけないのではなく，その患者や家族にとって本当に必要な訓練であれば適切に実施し，自らエビデンスを構築していく心構えを持つべきである．この領域はまだまだ未知の部分も多く，今後の発展を大いに期待している．

文　献

1) 中西亜紀：認知症治療の基本的な姿勢・流れ．中島健二ほか編集．認知症ハンドブック，医学書院，pp. 168-175，2013.
2) 日本神経学会（監修），「認知症疾患診療ガイドライン」作成委員会（編集）：認知症疾患診療ガイドライン 2017．医学書院，2017.
3) Osawa A, et al：Relationship between the lifestyle and cognitive functions in elderly individuals. *Neurology Asia*, 17：31-37, 2012.
4) Olazaran J, et al：Nonpharmacological therapies in Alzheimer's disease：a systematic review of efficacy. *Dement Geriatr Cogn Disord*, 30(2)：161-178, 2010.

5) Brodaty H, Arasaratnam C：Meta-analysis of nonpharmacological interventions for neuropsychiatric symptoms of demetia. *Am J Psychiatry*, **169**(9)：946-953, 2012.

6) Woods B, et al：Cognitive stimulation to improve cognitive functioning in people with dementia. *Cochrane Database Syst Rev*, **2**：CD005562, 2012.

7) Ueda T, et al：Effects of music therapy on behavioral and psychological symptoms of dementia：a systematic review and meta-analysis. *Aging Res Rev*, **12**(2)：628-641, 2013.

8) Satoh M, et al：Physical Exercise with Music Maintains Activities of Daily Living in Patients with Dementia：Mihama-Kiho Project Part 2. *J Alzheimers Dis*, **57**(1)：85-96, 2017.

9) Forbes D, et al：Exercise programs for people with dementia. *Cochrane Databese Syst Rev*, **4**：CD006489, 2015.

10) Suzuki T, et al：Effects in older adults with amnestic mild cognitive impairment：a randomized controlled trial. *BMC Neurology*, **12**：128-136, 2012.

11) Suzuki T, et al：A randomized controlled trial of multicomponent exercise in older adults with mild cognitive impairment. *PLoS One*, **8**：e61483, 2013.

12) Subramaniam P, Woods B：The impact of individual reminiscence therapy for people with dementia：systematic reveiew. *Expert Rev Neurother*, **12**(5)：545-555, 2012.

13) Syed Elias SM, et al：The effectiveness of group reminiscence therapy for loneliness, anxiety and depression in older adults in long-term care：a systematic review. *Geriatr Nurs*, **36**(5)：372-380, 2015.

Monthly Book Medical Rehabilitation 増刊号

次のリハビリテーションに活きる！
私の脳疾患評価

No. 223 2018年6月増刊号

定価（本体価格4,980円＋税） B5判 182頁

編集／石合純夫（札幌医科大学教授）　　**好評増刊号**

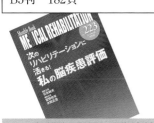

Ⅰ．原疾患の治療にあたる診療科からのメッセージ
　リハビリテーション科医に知っておいてほしい脳神経外科学的評価法
　リハビリテーション科医に知っておいてほしい神経内科学的評価法
　リハビリテーション科医に知っておいてほしい精神医学的評価法
　リハビリテーション科医に知っておいてほしい小児脳疾患評価法
Ⅱ．脳機能を見る／診る
　MRIの撮像条件と適応
　脳機能画像
　電気生理学的検査法等
　高次脳機能障害と神経心理学的検査法
Ⅲ．疾患別：評価と画像診断
　脳血管障害―運動・感覚症状
　脳血管障害―失語症
　脳血管障害―無視症候群
　脳腫瘍
　てんかん
　外傷性脳損傷
　正常圧水頭症
　パーキンソン病
　認知症関連疾患
　脳性麻痺
　炎症性ならびに脱髄疾患
　せん妄と器質性脳損傷に伴う精神症状
　記憶障害をきたす様々な病態

脳卒中 リハビリテーション医療 update

No. 236 2019年5月増刊号

編集／佐伯 覚（産業医科大学教授）　　**最新増刊号**

定価（本体価格5,000円＋税）　B5判　182頁

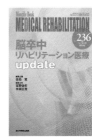

目　次

脳梗塞急性期治療の進歩
高齢脳卒中患者の特徴
脳卒中データベースの活用
脳卒中急性期リハビリテーションの現状と課題
脳卒中回復期リハビリテーションの現状と課題
脳卒中生活期リハビリテーションの現状と課題
脳卒中の機能予後予測
脳卒中回復期リハビリテーションのチーム体制とカンファレンス
脳卒中患者の歩行障害と下肢装具
脳卒中患者におけるロボット支援歩行練習
脳卒中患者の痙縮への対応
脳卒中患者の高次脳機能障害への対応
脳卒中患者の摂食嚥下障害への対応
脳卒中後のうつ・アパシーへの対応

脳卒中後てんかんへの対応
脳卒中片麻痺上肢に対するCI療法
脳卒中片麻痺上肢に対する促通反復療法
脳卒中片麻痺上肢に対するHANDS療法
脳卒中片麻痺上肢に対する経頭蓋磁気刺激療法
脳卒中片麻痺上肢に対する経頭蓋直流電気刺激法
脳卒中後の社会参加と両立支援
脳卒中後の自動車運転の再開
地域包括ケアシステムを支える地域連携
　―札幌渓仁会リハビリテーション病院の取り組み―
　―産業医科大学の取り組み―
脳卒中の再発予防と生活管理
脳卒中リハビリテーションにおける
　福祉機器の開発・活用に係る医工連携

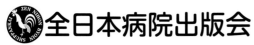

全日本病院出版会　〒113-0033　東京都文京区本郷 3-16-4　Tel：03-5689-5989
　　　　　　　　　　www.zenniti.com　　　　　　　　　　　　Fax：03-5689-8030

特集/認知症早期診断・発症進行予防とリハビリテーション

認知症予防運動プログラム―コグニサイズ―

牧迫飛雄馬

Abstract 習慣的な身体活動の向上によって認知機能の維持・改善が期待されているが，認知機能の衰えが疑われる高齢者では，単純な運動課題のみによって脳活動の活性化を促すことは容易ではない．認知機能の改善・維持に対して効果的な運動介入を実践するために，認知課題を負荷しながら（二重課題，多重課題）の有酸素運動などによって，より効率的に脳の活性化をはかることが期待できる．その1つの方法として，有酸素運動に脳活性を促す認知課題を同時に負荷するコグニサイズ(cognicise)が勧められる．コグニサイズとは，cognition(＝認知)とexercise(＝運動)を掛け合わせた造語で，認知機能低下の抑制を目指した運動プログラムである．同時に課せられる運動課題と認知課題のどちらに対しても注意を向けながら課題を遂行することが求められ，認知機能の低下を抑制する運動介入手段の1つとして，その予防効果が期待されている．

Key words 軽度認知障害(mild cognitive impairment)，運動(exercise)，予防(prevention)，コグニサイズ(cognicise)

認知症予防と運動

1．運動による認知症予防の可能性

認知症の危険因子として，糖尿病，高血圧，肥満，喫煙，うつなどの生活習慣にかかわる要因が報告されており[1]，なかでも身体活動の不足がアルツハイマー病の発症に強く関連するとされている．つまり，身体活動を向上させて活動的なライフスタイルを確立することは，認知症の予防のために重要な要因であり，定期的な運動習慣を有する高齢者では，将来の認知症発症のリスクが軽減されることが示されている．さらに，高齢者を対象に有酸素運動や筋力トレーニングによって，認知機能の改善や脳容量の増大効果が報告されており[2]，積極的な運動の実施によって認知症の発症予防や遅延が期待されている．

運動の介入によって，脳機能の改善や脳の器質変化への効果は確認されているが，認知症の発症を予防もしくは遅延できたとする効果を明らかとするには至っていない[3]．現状では，脳機能を維持しておくことが，将来の認知症発症の予防や発症遅延に対して良好な影響をもたらすことが期待されており，その手段として運動をはじめとした身体活動の促進が有効となり得るとされている．

2．運動による認知機能低下抑制のメカニズム

身体活動の促進が認知機能の向上をもたらすメカニズムとしては，多種多様な要素が生物学的（内分泌機能，シナプス機能など），行動学的（睡眠，疲労など），社会心理学的（自己効力感，社会的ネットワーク）レベルで複雑に影響しあって得られるものであると考えられる（図1）[4]．また，身体活動の促進によって，神経炎症の減少，血管新生，神経新生の促進，神経栄養因子の発現，アミロイドβクリアランスの向上などの効果が示唆さ

---

* Hyuma MAKIZAKO, 〒890-8544 鹿児島県鹿児島市桜ヶ丘8-35-1 鹿児島大学医学部保健学科理学療法学専攻基礎理学療法学講座，教授/国立長寿医療研究センター予防老年学研究部，客員研究員

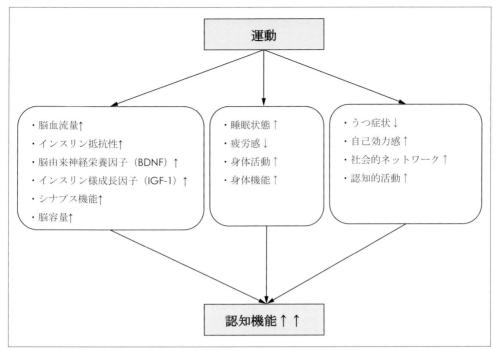

図 1. 運動による生物学的・行動学的・社会心理学的レベルでの認知機能への影響

れている[5].

とりわけ，認知症の予防に寄与する観点からは，運動によってアミロイドβ蓄積の抑制に関与が期待されるペプチドの候補とされるネプリライシンの脳内活性[6]や神経細胞の生存・成長およびシナプスの機能亢進などの神経細胞の成長を調整する脳細胞の増加に不可欠とされる液状蛋白質の1つである脳由来神経栄養因子(brain derived neurotrophic factor；BDNF)の脳内での活性が期待されている[7].

3. 運動療法による認知機能の改善および低下抑制の効果

健常高齢者を対象として運動介入を行った研究では，運動の実施によって認知機能の向上は可能が報告されているものが多くなされているが[8]，認知症予防の中心的な対象層である軽度認知障害(MCI)を有する高齢者に対する運動の効果を検討したシステマティックレビューによると，実行機能，認知処理速度，記憶といった認知機能については必ずしも有意な効果が認められていない[9].

地域在住のMCI高齢者308名を対象として，有酸素運動，デュアルタスク(dual-task)を用いた運動(コグニサイズ)に加え，運動の習慣化を取り入れた複合的運動プログラムの効果検証をランダム化比較研究のデザインで行われている[10]. 運動介入は週1回で1回90分の教室型で行われ，教室が実施されない日にも積極的な身体活動を促進した. 対照群は，介入期間中に数回の講座に参加した. 介入期間は約10か月間として，介入前後で認知機能の変化を比較すると，全体的な認知機能(MMSE)や言語流暢性(verbal fluency)に加え，記憶(WMS-R logical memory)への効果，脳萎縮に対する維持・改善効果が認められた(図2). また，日常での身体活動量も介入群では増大し，介入期間中にわたって身体活動量は維持されていた(図3)[10].

認知症予防のための運動の実践

1. 基本的な構成要素

運動による習慣的な身体活動の向上には，認知機能の維持・改善に対する効果が期待されているが[8]，認知機能の衰えが疑われる高齢者においては，特に脳賦活を促進することを目指すうえで，単純な運動課題によって脳活動の活性化を促すことは難しいと言わざるを得ない.

そのため，認知機能の改善・維持に対して効果

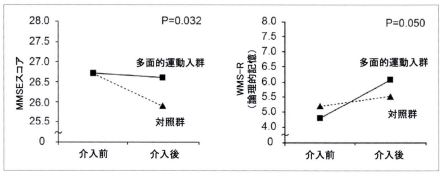

図 2. 軽度認知障害(健忘型 MCI)高齢者に対する多面的運動介入の効果

(文献 10 より)

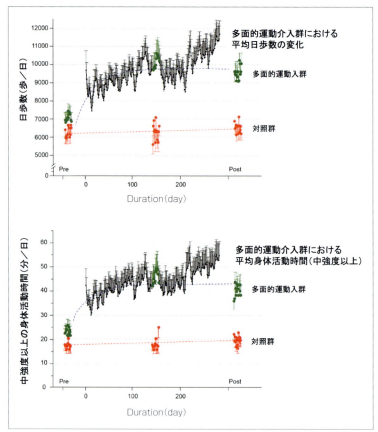

図 3. 軽度認知障害(MCI)高齢者に対する多面的運動介入による身体活動量(歩数と中強度以上の活動時間)の変化

(文献 10 より)

的な運動介入を実践するためには，筋力トレーニングおよび柔軟運動，有酸素運動，脳賦活を促進する運動，行動変容技法などを効率的に組み合わせたプログラム全体の構成を熟慮する必要がある(**表 1**)．特に，認知課題を負荷しながら(二重課題，多重課題)の有酸素運動などによって，より効率的に脳の活性化をはかることが期待できる．その 1 つの方法として，有酸素運動課題に脳活性を促す認知課題を同時に負荷するコグニサイズ(cognicise)を導入することが勧められる．

2．コグニサイズ(脳賦活運動)の実践

コグニサイズは，国立長寿医療研究センターが開発し，推奨する認知機能低下の抑制を目指した運動プログラムで，cognition(＝認知)と exercise

(＝運動)を掛け合わせた造語である．同時に課せられる運動課題と認知課題のどちらに対しても，同程度の注意を向けながら課題を遂行することが求められる(図4)．

ここでの運動課題では，主に全身を使うことを意識した有酸素運動が推奨される．例えば，小グループ(4～5名程度)となり，全身運動(ステップ台での昇降運動や腿上げ運動など)をしながら，認知課題を同時に遂行する．認知課題としては，順に数を声に出しながら数える(例：100, 99, 98…のように数字を逆に数えるなど)計算課題や言語課題(例：しりとりや「し」から始まる単語など)の比較的容易な認知負荷を付加した課題から開始して，徐々に難易度を高度にしていくことで

表1．認知機能の低下抑制のための運動介入で推奨される構成要素

要素	内容
基礎的な運動機能の向上	ストレッチ
	筋力トレーニング
	バランストレーニング
有酸素運動	ステップ台昇降運動
	屋外歩行
	サーキットトレーニング(各種運動の組み合わせ)
コグニサイズ(脳賦活運動)	多重課題(マルチタスク)トレーニング
	ラダートレーニング(複雑なステップ運動)
行動変容	目標の自己設定
	歩数などの自己管理，セルフ・モニタリング
	参加者同士の意見交換・情報共有

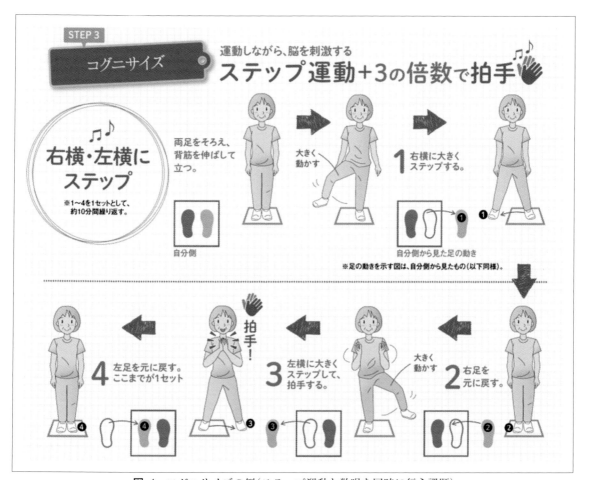

図4．コグニサイズの例(ステップ運動と数唱を同時に行う課題)
(国立長寿医療研究センターのパンフレットより引用)

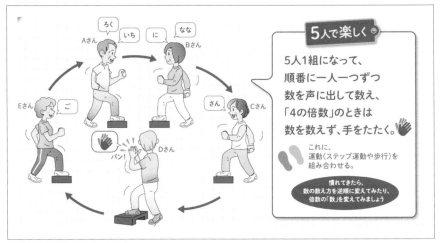

図 5. コグニサイズの実践例
(国立長寿医療研究センター予防老年学研究部ホームページより一部抜粋)

(例:引き算課題として100から順に3ずつ引いていく,順番に1人1つずつ数を声に出して数えて「4の倍数」が回ってきたら手をたたくなど(図5)),より認知機能への負荷と刺激が高まる.

運動課題と認知課題を同時に負荷するコグニサイズでは,認知課題に慣れてしまうと脳への刺激は低減してしまう.そのため,課題に慣れてきたら新たな課題に次々と移行していくことが望ましい.コグニサイズでは,その課題自体を上手に遂行できるようになることそのものが目的ではなく,身体および脳のいずれにも適度な負荷を与えて,最大の刺激を得ることが求められる.そのため,運動課題と認知課題を同時に課されることで,少し認知課題を間違えたり,運動課題への注意や集中を求められる状況を作ることが,より効果的となり得る.しかしながら,過度な負荷によって過大なストレスを生じてしまうと負の影響を与えてしまうため,達成感を味わいながら興味を持続できることも重要であり,運動および認知課題においての適度な負荷を工夫することが望まれる.

3. コグニサイズの継続のために

限られた期間と頻度による教室型の介入だけでは得られる効果に限界があると言わざるを得ない.したがって,運動をはじめとした望ましい生活習慣を身につけてもらい,その生活を続けることが脳の活性化を促し,認知機能の維持・向上をはかる,もしくは認知機能の低下を抑制することで,認知症の発症を予防することが重要な支援方策となるであろう.

そこで,日常での活動量の増大や私的な刺激のある行動を日常的に積極的に取り入れる行動変容を促す支援も重要となる.また,一定期間のプログラム終了後の自主的な活動継続や自治体としての継続的な支援にも配慮しておくことが必要であろう.

例えば,個人レベルでの継続の支援としては,自身の日常生活を考慮したうえで,実現可能な目標設定とセルフモニタリング(図 6)が重要であろう.歩数計などの個人での行動の振り返りが容易な方法を使用することも効果的である.

集団レベルでの継続においては,集団教室型のプログラムであれば,全プログラムを10セッションに分けて,第1~2に初級,第3~4に中級,第5~6に上級,第7~8に応用,第9~10に総括などのようにステップアップを意識することで,期間中における達成感を集団として共有するとともに,その後の継続のための方策を事前に参加者同士で意識する機会を設けることも有用であろう.

文 献

1) Barnes DE, Yaffe K:The projected effect of risk factor reduction on Alzheimer's disease prevalence. *Lancet Neurol*, 10(9):819-828, 2011.
2) Erickson KI, et al:Physical activity, brain plasticity, and Alzheimer's disease. *Arch Med Res*,

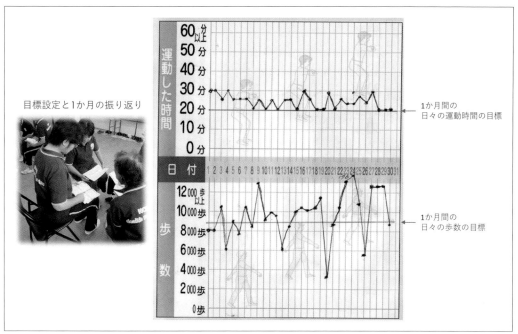

図 6. 行動強化のためのセルフモニタリングの活用

43(8)：615-621, 2012.
3) de Souto Barreto P, et al：Exercise Training for Preventing Dementia, Mild Cognitive Impairment, and Clinically Meaningful Cognitive Decline：A Systematic Review and Meta-analysis. *J Gerontol A Biol Sci Med Sci*, 73(11)：1504-1511, 2018.
   Summary 運動による認知症の発症予防効果の根拠は不十分で，発症予防の検証にはより長期間のランダム化比較対照試験が必要である．
4) 島田裕之：Q65　運動による認知症予防の効果のメカニズムについて教えてください．島田裕之（監），牧迫飛雄馬（編），理学療法士のための知っておきたい！認知症知識 Q & A, pp, 136-137, 医歯薬出版, 2018.
5) Voss MW, et al：Neurobiological markers of exercise-related brain plasticity in older adults. *Brain Behav Immun*, 28：90-99, 2013.
6) Lazarov O, et al：Environmental enrichment reduces Abeta levels and amyloid deposition in transgenic mice. *Cell*, 120(5)：701-713, 2005.
7) Cotman CW, Berchtold NC：Exercise：a behavioral intervention to enhance brain health and plasticity. *Trends Neurosci* 25(6)：295-301, 2002.
8) Smith PJ, et al：Aerobic exercise and neurocognitive performance：a meta-analytic review of randomized controlled trials. *Psychosom Med*, 72(3)：239-252, 2010.
9) Gates N, et al：The effect of exercise training on cognitive function in older adults with mild cognitive impairment：a meta-analysis of randomized controlled trials. *Am J Geriatr Psychiatry*, 21(11)：1086-1097, 2013.
10) Shimada H, et al：Effects of Combined Physical and Cognitive Exercises on Cognition and Mobility in Patients With Mild Cognitive Impairment：A Randomized Clinical Trial. *J Am Med Dir Assoc*, 19(7)：584-591, 2018.
    Summary コグニサイズを取り入れた身体活動促進プログラムで，軽度認知障害を有する高齢者の記憶や言語機能の改善が認められた．

特集／認知症早期診断・発症進行予防とリハビリテーション

AD 早期診断のための血液バイオマーカー

大道卓摩[*1] 徳田隆彦[*2]

Abstract アルツハイマー病（AD）は，アミロイドβ（Aβ）が沈着する老人斑，神経細胞内にタウ蛋白が蓄積する神経原線維変化，および神経細胞の脱落といった病理学的特徴を持つ．髄液 Aβ 42/40 比がアミロイドβ病理を，髄液リン酸化タウ（p-tau）がタウ病理を，そして髄液総タウ（t-tau）が神経変性を反映することが知られ，それぞれが AD 診断のバイオマーカーとして有用性が確立されている．血漿中の Aβ 42/40 比の低下，p-tau，t-tau 濃度の上昇は，従来の検査方法では再現性が得られなかったが，近年，免疫沈降-質量分析法や超高感度アッセイを用いて可能となり，髄液と同様に AD の脳病理を反映していることがわかってきた．今後，血液検査の信頼性が検証されれば，臨床現場において血液バイオマーカーが AD の迅速スクリーニング検査として活用できることが期待され，AD 診断過程を革新的に進歩させる可能性がある．

Key words アミロイドβ（amyloid β），総タウ蛋白（total tau），リン酸化タウ（phosphorylated tau），免疫沈降-質量分析（immunoprecipitation-mass spectrometry technology），超高感度アッセイ（ultrasensitive assay）

はじめに

アルツハイマー病（AD）は，病理学的には，細胞外のアミロイドβ（Aβ）の沈着（老人斑）と，微小管結合蛋白であるタウが短縮化かつ過剰リン酸化され神経細胞内に蓄積した封入体（神経原線維変化）と，神経細胞の脱落で特徴づけられる神経変性疾患である[1]．AD では臨床症状の出現する前からこれらの病理変化のみが存在し認知機能は正常である preclinical stage があることが定説となっている[2]．今後開発が期待される AD 疾患修飾薬を開始するのは，preclinical stage が最適であるため，診断のためには AD の病理変化を反映する診断バイオマーカーが必須である．

現在，国際的に確立された AD の診断バイオマーカーと位置づけられるものは，① アミロイド病理を反映しているアミロイド PET および髄液中 Aβ42 濃度と Aβ 42/40 比，② 神経原線維変化を反映するタウ PET および髄液中リン酸化タウ蛋白（p-tau），そして AD に特異的ではないが，③ 神経変性や神経障害を反映する脳 MRI，FDG-PET および髄液中総タウ蛋白（t-tau）である[3]．しかし，PET 検査は高価で放射能を使うため，髄液検査は腰椎穿刺という侵襲的手技が必要となるため，臨床に普及しているとは言い難い．そこで，Aβ 42/40 比，t-tau，p-tau が，血液中での測定が可能となり，髄液と同様に脳の病理変化を反映することが証明できれば，低侵襲で収集が容易な AD 診断バイオマーカーとなるため，血液バイオマーカーの開発が求められてきた．しかし，従来の検査法による血液での測定では，一定した結果が得られなかった．その原因は，Aβ やタウは生

[*1] Takuma OHMICHI，〒601-1246 京都府京都市左京区大原井出町164 京都大原記念病院／京都府立医科大学神経内科，特任教授
[*2] Takahiko TOKUDA，京都府立医科大学分子脳病態解析学，教授

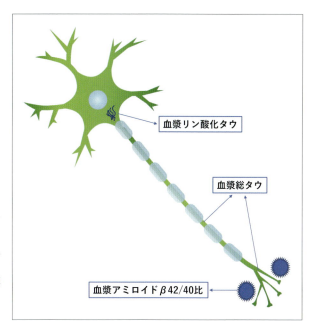

図 1.
シナプス周辺に老人斑が沈着し神経原線維変化を蓄積した神経細胞
矢印は血漿バイオマーカー候補分子を示す．老人斑の病理変化の指標はアミロイド β 42/40 比，タウのリン酸化や神経原線維変化の病理変化の指標はリン酸化タウ，神経変性の指標は総タウ．

理的なペプチドや蛋白であり脳以外の末梢組織にも発現すること，血漿濃度が髄液濃度より圧倒的に低いこと，そして，血漿中には髄液中よりも多くの測定阻害因子があること[4)5)]と考えられてきた．近年ようやく，これらの問題点を払拭できる測定技術上の革新があり，血液中の Aβ 42/40 比，t-tau，p-tau が再現性を持って測定できるようになった(図 1)．

血漿中 Aβ

2011 年に超高感度デジタル ELISA システム(以下，超高感度アッセイ)を用いた Aβ 測定が報告された[6)]．超高感度アッセイを用いた研究では，血漿 Aβ 42 濃度が脳脊髄液(CSF)Aβ 42 濃度と相関がみられ，そして，血漿中 Aβ 42/40 比がアミロイド PET 陽性患者において低下していた[7)]．

また，2014 年に免疫沈降と質量分析を組み合わせたアッセイによって，血漿中 Aβ 分子種である APP 断片(669〜711)，Aβ 40，Aβ 42 の比を測定できることが報告された[8)]．そして，2018 年に Nakamura らは，このアッセイを用いて，血漿中の APP 断片(669〜711)/Aβ 42 比および Aβ 40/42 比を組み合わせて算出した複合スコアが AD，軽度認知障害(MCI)，認知機能正常者においてアミロイド PET 陽性を 90％以上の精度で予測できることを大規模コホート研究によって再現性をもって示した[9)]．測定手技の複雑さが課題であるが，臨床応用に向けて受託分析が開始されている．

これらのアッセイを用いれば，血漿 Aβ 42/40 比は定量可能で，脳の Aβ 病理変化を反映できることがわかった．しかし PET におけるアミロイド沈着との相関は髄液と比較して弱く，特異度より感度が高い．実際の臨床においては，血漿 Aβ 測定をスクリーニング検査として利用し，陽性症例はより特異度の高いアミロイド PET や CSF Aβ42/40 比を用いて評価することが想定される．

超高感度アッセイによる t-tau と p-tau 濃度測定

血漿 t-tau 濃度測定のプラットフォームは，従来の ELISA 法から超高感度アッセイに移行されつつある．従来法での血漿 t-tau 濃度測定は結果の再現性に乏しかった[10)]．しかし 2013 年以降，超高感度アッセイを用いた研究では，一貫して AD 群において血漿 t-tau 濃度が高いことが明らかとなった[11)]．さらに，血漿 t-tau 濃度は認知機能低下と相関していることも報告されている[12)]．しかし，一方でこうした検証研究から，血漿 t-tau の AD 患者・対照者群間の濃度差はオーバーラップが大きく，個別の患者の診断に用いることはできないことが問題点として指摘されるようになった[13)]．

上述のように t-tau は神経変性や神経障害を反映するマーカーであるため，AD に特異度は低い．タウによる脳病理変化をより正確に反映したバイオマーカーとして血漿 p-tau 濃度測定に期待が寄せられている．P-tau の選択的検出は通常の t-tau 測定よりもさらに困難であり，超高感度アッセイであってもまだ改良が必要であった．我々は超高感度アッセイをベースに，p-tau 測定システムの開発に着手し，多くの抗 p-tau 抗体・検出試薬・定量用ビーズの組み合わせを順次検討した結果，2017 年 9 月に世界で初めて，ヒトの血液中で p-tau を fg/ml のオーダーで検出できる定量システムを開発した（特願 2017-148274 号）．我々の行った症例対照研究において AD 群では対照群と比較して血漿 p-tau が統計学的に有意に高値であった[14]．その後，超高感度な別の測定デバイスを用いた p-tau 測定においても同様の結果が報告された[15][16]．これらの結果から血漿 p-tau 濃度測定が AD 病理を反映する血液バイオマーカーとなり得ることが強く示唆されている．

今後の可能性

血漿中 Aβ 42/40 比，t-tau，p-tau はいずれも，髄液診断と比較して個別の診断弁別能は劣るが，効率的・非侵襲的・安価な認知症スクリーニングを可能にするという大きな長所を有している．一般高齢者を対象とした認知症検診における迅速診断検査として，あるいは，新規の臨床研究における対象者のスクリーニング検査として用いることが想定される．

また，最近，免疫沈降-質量分析法や超高感度アッセイ以外にも様々な測定デバイスが開発されていて，各々に血液バイオマーカー測定について数多くの報告が積み重ねられている．信頼性の高い検査方法を確立するために，次に必要なことは，それらのアッセイ同士を直接比較する試験や，異なる臨床現場においてアッセイを繰り返し追試することである．そして，臨床利用のためには，CSF バイオマーカーと同様に，検査の精度管理を行い，世界的な標準化やカットオフ値の設定を目標とすることも必要である．

文 献

1) Scheltens P, et al：Alzheimer's disease. The *Lancet*, **388**：505-517, 2016.
2) Dubois B, et al：Advancing research diagnostic criteria for Alzheimer's disease：The iwg-2 criteria. *Lancet Neurology*, **13**：614-629, 2014.
3) Jack CR, et al：Nia-aa research framework：Toward a biological definition of Alzheimer's disease. *Alzheimers Dement*, **14**：535-562, 2018.
   Summary National Institute on Aging-Alzheimer's Association（NIA-AA）が 2018 年に臨床研究のために設けた AD の新しい診断基準で，バイオマーカーが診断に取り入れられている．
4) Apweiler R, et al：Approaching clinical proteomics：Current state and future fields of application in fluid proteomics. *Clin Chem Lab Med*, **47**：724-744, 2009.
5) Ishii R, et al：Decrease in plasma levels of α-synuclein is evident in patients with parkinson's disease after elimination of heterophilic antibody interference. *PLoS One*, **10**：e0123162, 2015.
6) Zetterberg H, et al：Hypoxia due to cardiac arrest induces a time-dependent increase in serum amyloid beta levels in humans. *PLoS One*, **6**：e28263, 2011.
7) Janelidze S, et al：Plasma beta-amyloid in alzheimer's disease and vascular disease. *Sci Rep*, **6**：26801, 2016.
8) Kaneko N, et al：Novel plasma biomarker surrogating cerebral amyloid deposition. *Proceedings of the Japan Academy, Series B*, **90**：353-364, 2014.
9) Nakamura A, et al：High performance plasma amyloid-beta biomarkers for Alzheimer's disease. *Nature*, **554**：249-254, 2018.
10) Zetterberg H, et al：Plasma tau levels in Alzheimer's disease. *Alzheimers Res Ther*, **5**：9, 2013.
11) Olsson B, et al：Csf and blood biomarkers for the diagnosis of Alzheimer's disease：A systematic review and meta-analysis. *Lancet Neurol*, **15**：673-684, 2016.
12) Mielke MM, et al：Association of plasma total tau

level with cognitive decline and risk of mild cognitive impairment or dementia in the mayo clinic study on aging. *JAMA Neurol*, **74** : 1073-1080, 2017.

13) Mattsson N, et al : Plasma tau in Alzheimer disease. *Neurology*, **87** : 1827-1835, 2016.

14) Tatebe H, et al : Quantification of plasma phosphorylated tau to use as a biomarker for brain alzheimer pathology : Pilot case-control studies including patients with alzheimer's disease and down syndrome. *Molecular neurodegeneration*, **12** : 63, 2017.

15) Yang CC, et al : Assay of plasma phosphorylated tau protein (threonine 181) and total tau protein in early-stage Alzheimer's disease. *J Alzheimers*

Dis, **61** : 1323-1332, 2018.

Summary P-tau 抗体を磁性分子に結合させて, その後, 血漿を加えてリン酸化タウを抗体に結合させて磁化率信号変化を検出する手法 (SQUID-IMR) で p-tau 濃度測定が可能であった.

16) Mielke MM, et al : Plasma phospho-tau181 increases with Alzheimer's disease clinical severity and is associated with tau- and amyloid-positron emission tomography. *Alzheimers Dement*, **14** : 989-997, 2018.

Summary 超高感度な測定法の 1 つである電気免疫蛍光法を用いて, 血漿 p-tau 濃度を測定し, 対照群と比較して AD 群で濃度が上昇していることを報告した.

特集/認知症早期診断・発症進行予防とリハビリテーション

モデル動物から考察するアルツハイマー病予防

笹栗弘貴*

Abstract 世界的な高齢化社会の到来に伴い，認知症患者は増加の一途をたどっており，特にアルツハイマー病(Alzheimer's disease；AD)の病態解明，診断法・治療法・予防法の確立は喫緊の課題である．AD 発症の真の原因は未解明であるが，近年まで脳内でアミロイドβが蓄積することが誘因であるというアミロイド仮説が最も支持されている．本稿では，これまでに臨床的・疫学的に報告されてきた，生活習慣病の管理や運動・睡眠・食事など，AD 発症予防に有望な介入方法に関して，アミロイド病理を中心に AD モデルマウスで明らかにされてきたメカニズムを概説する．

Key words アルツハイマー病(Alzheimer's disease)，AD モデルマウス(AD model mouse)，環境強化(environmental enrichment)，睡眠障害(sleep disturbance)，認知症予防(dementia prevention)

はじめに

世界的な高齢化社会の到来に伴い，認知症患者は増加の一途をたどっている．2018 年の World Alzheimer Report では，認知症患者は現時点で全世界に 5,000 万人おり，約 2/3 がアルツハイマー病(Alzheimer's disease；AD)と考えられている[1]．さらに認知症の患者数は 2030 年には 8,200 万人，2050 年には 1 億 5,200 万人に達すると推定されているが，AD の発症と進展を 1 年遅らせることができれば，2050 年までに AD 患者数を 900 万人減らすことができるという試算もある[2]．本稿では認知症の最大の原因疾患である AD のモデルマウスを利用して明らかになった脳内メカニズムの点から認知症予防を考察する．

アミロイド仮説と AD モデルマウス

AD は病理学的には，海馬や大脳皮質にアミロイドβ(Aβ)やタウが脳内に蓄積し，それぞれ老人斑，神経原線維変化と呼ばれる凝集体を形成すること，ミクログリアやアストロサイトによる神経炎症，海馬や大脳皮質を中心とした神経細胞変性がみられることが特徴である．AD の真の病態はまだ明らかになっていないが，近年最も支持されているアミロイド仮説に基づけば，まず発症の 20 年程前から脳内にアミロイド病理が出現し，ついでタウ病理，神経変性が起き，臨床的に認知症を発症するとされている[3]．これまでマウスを中心に多数の AD モデル動物が作製されてきているが[4]，これらの AD モデルマウスが示す病理像は主にアミロイド病理と神経炎症であり，AD における前臨床段階が再現されているモデルといえる(図 1)[4]．よって，様々な介入の予防効果や発症前の治療の効果をみるにあたって有用性が高い．

モデルマウスを用いた AD 予防研究

1．糖尿病と AD 予防

久山町研究における剖検脳の研究から，食後高

---

* Hiroki SASAGURI, 〒351-0198 埼玉県和光市広沢 2-1 理化学研究所脳神経科学研究センター神経老化制御研究チーム，研究員

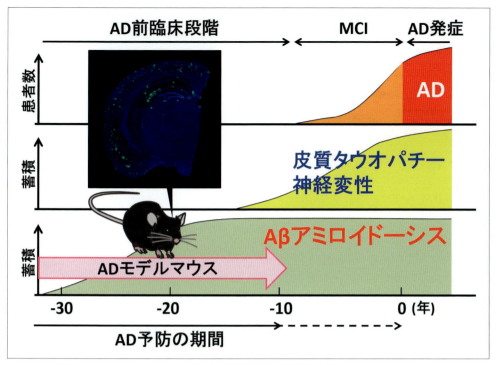

図 1. アルツハイマー病における脳内環境の経時的変化と AD モデルマウス
AD 前臨床段階では Aβ の蓄積がみられ，軽度認知機能障害(MCI)では皮質タウ病理，神経変性が出現する．臨床的に AD を発症した段階では，神経細胞脱落や神経回路の障害が進行している．AD モデルマウスでは主にアミロイド病理がみられ，AD 前臨床段階を再現していると考えられるため，AD 予防研究に適している．
青：核染色(DAPI)，緑：Aβ(N1D 抗体)

(文献 4, 5 より改変)

血糖，空腹時インスリン値，インスリン抵抗性の上昇は，老人斑の出現と有意に関連していたと報告されており[6]，糖尿病の病態がアミロイド病理形成に関与している可能性を示している．その原因として，高血糖による終末糖化産物が Aβ 沈着を促進することや，脳内で Aβ 分解を担う酵素の 1 つである insulin degrading enzyme(IDE)による Aβ 分解能を，インスリン抵抗性に伴って糖尿病初期に上昇したインスリンが Aβ と競合して阻害する可能性などが指摘されている．AD モデルマウスを糖尿病モデルマウスと掛け合わせると，認知機能障害がより早期から出現すること，脳血管への Aβ 沈着が増加することが報告されている[7]．これらの事実から，糖尿病患者で血糖を適切に管理することは，血管性認知症のみならず AD 発症の予防につながることが期待される．

2．運動・身体活動・知的活動と AD 予防

運動・身体活動や知的活動が AD をはじめとする認知症予防に有効であるという臨床的なエビデンスは多く存在する．複数の AD モデルマウスで，運動によりアミロイド病理が減少し，認知機能が改善することが報告されている[8,9]．自発的運動により，アミロイド病理に加え，タウの異常リン酸化やグリオーシスが減少し，海馬の神経細胞の数が増加することも報告されている[10]．マウスを用いた実験での認知行動刺激の 1 つの方法として，環境強化(environmental enrichment)という手法がある．この環境強化を Aβ 病理が出現する前の AD モデルマウスに施すことにより，その後の認知行動異常が改善し，さらに大規模な行動テストを追加することにより脳内の Aβ の蓄積を減少させることが報告されている[11]．Aβ に対する影響以外にも，環境強化や運動は，BDNF や IGF-1 などの神経栄養因子の増加と，それに伴うシナプスや神経保護作用，脳血流量の増加，神経細胞の樹状突起分枝やスパイン形成の増加，神経新生や

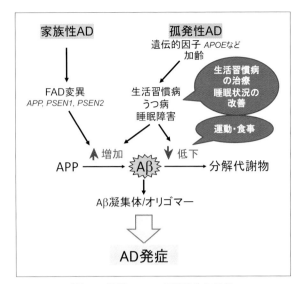

図 2. 仮説：AD 病理形成と予防
家族性 AD では遺伝子変異に伴い Aβ の産生量が増加する．孤発性 AD では，遺伝的因子を背景に加齢に伴い生活習慣病，うつ病，睡眠障害などにより Aβ 産生と分解・排泄の不均衡を生じ，Aβ の蓄積が起きる．これらの病態に対し，複合的に介入することで予防効果が期待できる．

神経可塑性の増強など多面的な効果を有すると考えられているほか，糖代謝・脂質代謝の改善など様々な要因を介すると考えられる[12)13)]．

3．睡眠障害と AD 予防

マウスとヒトにおいて，脳内の可溶性 Aβ 濃度には日内変動があり，覚醒中の神経活動により Aβ 産生が亢進し，睡眠中に髄液中への Aβ 排出が促進される[14)]．AD モデルマウスにおいて，慢性的な睡眠制限は脳内の老人斑形成を促進し，逆にオレキシン受容体拮抗薬により睡眠を促進すると老人斑が減少したという[15)]．また，オレキシン遺伝子を欠失させると睡眠時間が延長し，Aβ 病理が減少し，逆に，このマウスで，レンチウイルスによりオレキシンを過剰発現させ，睡眠を阻害，覚醒度を上昇させると，アミロイド病理が増加した[16)]．最近の報告では，視床下部のオレキシン産生細胞の減少が原因で発症するナルコレプシー 1 型の高齢者では，コントロール群と比較しアミロイド蓄積が有意に少ないという報告もあり興味深い[17)]．さらに Aβ 沈着が睡眠障害を引き起こすことも示されており，睡眠障害と脳アミロイド病理は悪循環を形成する可能性がある[18)]．他にも睡眠障害により，タウ蛋白の凝集促進，神経炎症反応の惹起，シナプス可塑性の低下，低酸素ストレス，血管内皮の障害などが関与している可能性も示唆されている．

4．食事・栄養と AD 予防

食事や栄養に関しても，数々の基礎研究が行われており，特に ω3 脂肪酸，ポリフェノールなどが有望視されている．AD モデルマウスに DHA 補充食を与えた結果，血管への Aβ 沈着を抑制し，微小出血を減少させた[18)]．高齢の AD モデルマウスにおいても Aβ を減少させ，海馬や頭頂葉の老人斑を減少させた[19)]．DHA は，コレステロール生合成を抑制し，Aβ の産生に寄与する γ セクレターゼや BACE1 の活性を抑制することで，Aβ の産生を抑制する可能性が示唆されているほか，グリア細胞の活性を調整し，炎症を抑制することが示されている[20)21)]．また，DHA は一部のポリフェノールに関しては，AD モデルマウスに投与することで，Aβ オリゴマーを減少させ，アミロイドの沈着を抑制，認知機能の悪化を抑制すると報告されている[22)23)]．

おわりに

以上，AD の前臨床段階で重要と思われる Aβ 病理との関連を中心に，修正・介入可能な因子と認知症予防のメカニズムに関して概説した．AD において Aβ が発症の約 20 年前から蓄積し始めていることを考慮すると，現時点では中年期からの身体的・知的活動，睡眠を含めた生活習慣の改善，生活習慣病を中心とした基礎疾患の管理といった包括的な介入が，血管性認知症，AD 双方に対して有効な，多面的な認知症予防策といえそうである（**図 2**）．最近フィンランドで行われた FINGER 試験において，認知症発症リスクがあるが認知機能は平均か軽度低下という状態の人を対象に食事・運動・認知トレーニング・血管リスク管理の複合的な介入を 2 年間行った結果，遂行機能など一部認知機能を改善あるいは維持する効果があったとされている[24)]．今後，こういった予防

法や介入のさらなるエビデンス蓄積とともに，ア
ミロイド・タウ PET や血液・髄液バイオマーカー
などとの組み合わせにより，より詳細な認知症予
防のメカニズムが解明されることを期待したい．

文 献

1) Patterson C：World Alzheimer Report 2018. The state of the art of dementia research：New frontiers. Alzheimer's Disease International. World Alzheimer's Report, 2018.

2) Brookmeyer R, et al：Forecasting the global burden of Alzheimer's disease. *Alzheimers Dement*, 3：186-191, 2007.

3) Selkoe DJ, Hardy J：The amyloid hypothesis of Alzheimer's disease at 25 years. *EMBO Mol Med*, 8：595-608, 2016.
   Summary アルツハイマー病のアミロイド仮説を網羅した総説．

4) Sasaguri H, et al：APP mouse models for Alzheimer's disease preclinical studies. *EMBO J*, 36(17)：2473-2487, 2017.
   Summary アルツハイマー病のモデルマウスの総説で，様々なモデルの利点，欠点を述べている．

5) 井原康夫，荒井啓行：アルツハイマー病にならない！朝日新聞社，2007.

6) Matsuzaki T, et al：Insulin resistance is associated with the pathology of Alzheimer disease：the Hisayama study. *Neurology*, 75：764-770, 2010.

7) Takeda S, et al：Diabetes-accelerated memory dysfunction via cerebrovascular inflammation and Abeta deposition in an Alzheimer mouse model with diabetes. *Proc Natl Acad Sci USA*, 107(15)：7036-7041, 2010.

8) Yuede CM, et al：Effects of voluntary and forced exercise on plaque deposition, hippocampal volume, and behavior in the Tg2576 mouse model of Alzheimer's disease. *Neurobiol Dis*, 35：426-432, 2009.

9) Adlard PA, et al：Voluntary exercise decreases amyloid load in a transgenic model of Alzheimer's disease. *J Neurosci*, 25(17)：4217-4221, 2005.

10) Tapia-Rojas C, et al：Voluntary running attenuates memory loss, decreases neuropathological changes and induces neurogenesis in a mouse model of Alzheimer's disease. *Brain Pathol*, 26：62-74, 2016.

11) Lazarov O, et al：Environmental enrichment reduces Aβ levels and amyloid deposition in transgenic mice. *Cell*, 120：701-713, 2005.

12) Hannan AJ：Environmental enrichment and brain repair：harnessing the therapeutic effects of cognitive stimulation and physical activity to enhance experience-dependent plasticity. *Neuropathol Appl Neurobiol*, 40：13-25, 2014.

13) Duzel E, et al：Can physical exercise in old age improve memory and hippocampal function? *Brain*, 139(Pt 3)：662-673, 2016.

14) Xie L, et al：Sleep drives metabolite clearance from the adult brain. *Science*, 342(6156)：373-377, 2013.

15) Kang JE, et al：Amyloid-β dynamics are regulated by orexin and the sleep-wake cycle. *Science*, 326(5955)：1005-1007, 2009.

16) Roh JH, et al：Potential role of orexin and sleep modulation in the pathogenesis of Alzheimer's disease. *J Exp Med*, 211(13)：2487-2496, 2014.

17) Gabelle A, et al：Reduced brain amyloid burden in elderly patients with narcolepsy type 1. *Ann Neurol*, 85(1)：74-83, 2019.

18) Hur J, et al：Cerebrovascular b-amyloid deposition and associated microhemorrhages in a Tg2576 Alzheimer mouse model are reduced with a DHA-enriched diet. *FASEB J*, 32(9)：4972-4983, 2018.

19) Lim GP, et al：A diet enriched with the omega-3 fatty acid docosahexaenoic acid reduces amyloid burden in an aged Alzheimer mouse model. *J Neurosci*, 25(12)：3032-3040, 2005.

20) Grimm MO, et al：Docosahexaenoic acid reduces amyloid beta production via multiple pleiotropic mechanisms. *J Biol Chem*, 286(16)：14028-14039, 2011.

21) Heras-Sandoval D, et al：Role of docosahexaenoic acid in the modulation of glial cells in Alzheimer's disease. *J Neuroinflammation*, 13(1)：61, 2016.

22) Wang J, et al：Grape-derived polyphenolics prevent Aβ oligomerization and attenuate cognitive deterioration in a mouse model of Alzheimer's disease. *J Neurosci*, 28(25)：6388-6392, 2008.

23) Hamaguchi T, et al：Phenolic compounds pre-

vent Alzheimer's pathology through different effects on the amyloid-β aggregation pathway. *Am J Pathol*, **175** : 2557-2565, 2009.

24) Ngandu T, et al : A 2 year multidomain intervention of diet, exercise, cognitive training, and vascular risk monitoring versus control to prevent cognitive decline in at-risk elderly people(FINGER) : a randomised controlled trial. Lancet *Neurol*, **385**(9984) : 2255-2263, 2015.

Summary 最近，フィンランドで施行された大規模介入試験で，複合的な介入の AD 予防効果を報告した．

特集／認知症早期診断・発症進行予防とリハビリテーション

認知症予防
―病態指標と進行予防―

浦上克哉*

Abstract 予防には第1次予防から第3次予防まであり，トータルに行うことが必要である．病態指標を的確に把握して，適切な予防を行わなければならい．病態指標としては，各認知症の臨床症状の特徴の把握をまず行い，次に検査を行い脳内の病態を把握するように努める．有用な画像検査としては形態画像としてCT, MRI, 機能画像としてはSPECT, PETがある．適切な病態把握の元に，薬物治療が可能な認知症型では適切な薬物治療を行い，薬物治療がない認知症型では適切なケアが主体となる．ケアについては，従来の介護者視点のケアのみでなく本人視点のケアが主体となるべきである．予防は後手に回らず，第1次予防から第3次予防までを先手を打って行うことが期待される．

Key words 認知症(dementia), 軽度認知障害(mild cognitive impairment；MCI), 予防(prevention), 髄液検査(CSF)

はじめに

予防というと，病気の発症予防だけが予防だと思っている人が多い．これは狭義の予防であり，広義の予防には病気の発症予防(第1次予防)だけでなく，病気の早期発見・早期治療(第2次予防)，そして病気の進行防止(第3次予防)がある．予防の概念は医療，福祉，介護を学ぶ専門職の使用する公衆衛生学の教科書に記載してある内容であるが，認知症予防においても第1次から第3次までの予防をしっかりと理解し取り組んでいく必要がある．

認知症をきたす疾患は数多くあり，各疾患により病態が異なり，予防対策も同じではない．認知症をきたす疾患は多くあるが，代表的な4大認知症と呼ばれるものには，アルツハイマー型認知症，レビー小体型認知症，血管性認知症，前頭側頭型認知症がある．まず，認知症をきたす4大疾患における病態指標による評価とその予防から述べる．

4大認知症とその予防

1．アルツハイマー型認知症

アルツハイマー型認知症の臨床的特徴は，もの忘れで発症し，楽天的な雰囲気(あまり深刻な雰囲気がない)，ゆっくりと症状が進行する．局所神経徴候を欠いており，手足の麻痺や錐体外路徴候(パーキンソン様症候)がなく，外見上全く異常がないように見える．このような臨床的な特徴を正しく評価することが重要である．次に画像検査を行い，脳の病態を把握する．MRIでは海馬の萎縮を示唆する側脳室下角の拡大所見，SPECT(脳血流シンチ)で側頭・頭頂葉の血流低下の所見が重要である(図1)[1]．アルツハイマー型認知症の病理学的特徴はアミロイドβ蛋白とリン酸化タウ蛋白の沈着である．厳密に言えば，この変化を見ずして本症の診断はできない．PET(positron emission tomography)を用いたイメージング技術が開発されているが，研究段階である．髄液中アミ

---

* Katsuya URAKAMI, 〒683-8503 鳥取県米子市西町86　鳥取大学医学部保健学科生体制御学講座, 教授

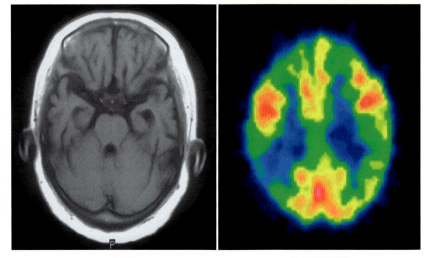

a．MRI　　　　　　　　　b．SPECT
図 1．アルツハイマー型認知症の画像所見

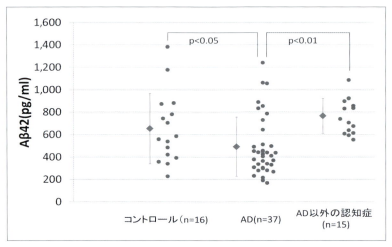

図 2．髄液中のアミロイドβ(Aβ)42
AD：アルツハイマー型認知症

ロイドβ蛋白とリン酸化タウ蛋白は一般臨床で測定が可能である．アルツハイマー型認知症では髄液中アミロイドβ蛋白が低下し(図2)，髄液中リン酸化タウ蛋白が上昇する(図3)．脳内の病態をみることのできる唯一の検査法であり，必要な場合には行うべきと考える．

予防対策として，若年期においては高等教育，中年期は生活習慣病対策，聴力低下対策，老年期は運動，知的活動，コミュニケーションが重要と言われている．高齢者においては，運動，知的活動，コミュニケーションが大切である．認知機能が正常な段階では公民館活動などへの参加，認知機能が低下してきた段階では地域で行っている予防教室への参加が望まれる[2]．

2．血管性認知症

血管性認知症の症状では，記憶障害はもちろんあるが，意欲低下，感情失禁などが目立つ．アルツハイマー型認知症が比較的楽観的な雰囲気なのに対して，血管性認知症では悲観的な雰囲気が強い．血管性認知症では必ず脳血管障害が存在するので，神経学的所見を有することが多い．明らかな麻痺はなくても，軽度な麻痺でバレーサイン(図4)を行うとわかるようなもの，歩行障害(幅広歩行，図5)などがみられる．バレーサインとは，両手の手のひらを上にして前に差し出し，閉眼してもらう．そうすると，麻痺のある側の手が　図4

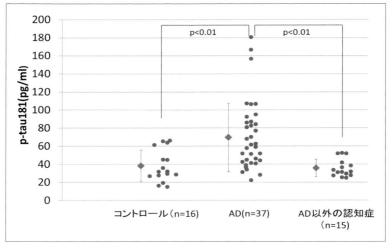

図 3. 髄液中のリン酸化タウ蛋白(p-tau)181
AD：アルツハイマー型認知症

のごとく下がってくる[3]．軽微な神経学的所見を見逃さず病態を把握することが重要である．CT，MRIなど画像検査では，典型的なアルツハイマー型では血管障害病変を伴わず脳萎縮のみであるのに対して，血管性認知症では脳萎縮とともに脳梗塞病変などの脳血管障害所見を呈することが多い(**図6**)．SPECTではアルツハイマー型認知症が側頭，頭頂葉に血流低下がみられるのに対して，血管性認知症では通常前頭葉の血流低下がみられる(**図7**)．

血管性認知症の予防は，動脈硬化が基盤になって起こることが多く，高血圧，脂質異常症，糖尿病などの生活習慣病対策が重要と考えられる．

3．レビー小体型認知症

幻覚，妄想が目立つ認知症はレビー小体型認知

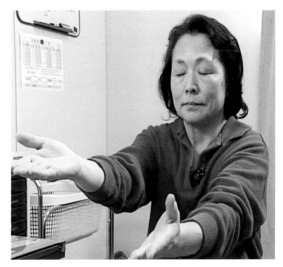

図 4. バレーサイン

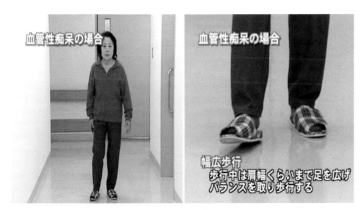

図 5. 幅広歩行

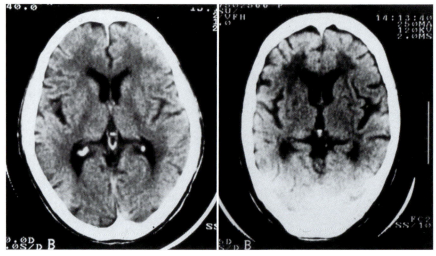

a．アルツハイマー型認知症　　　　　　b．血管性認知症
図 6．CT 画像所見

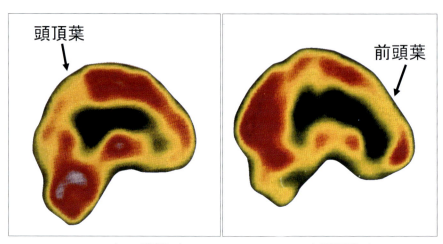

a．アルツハイマー型認知症　　　　　　b．血管性認知症
図 7．脳血流シンチ(SPECT)

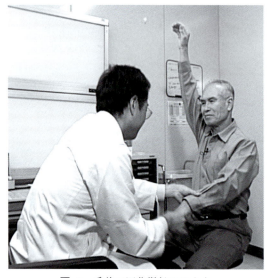

図 8．手首の固化徴候のみかた

症を疑ってみる必要がある．パーキンソン症状(振戦，筋固縮，無動)，認知症状を示す．幻覚は，現実的で詳細な内容のものが繰り返しみられるのが特徴である．パーキンソン症状のため転倒しやすい傾向がある．筋固縮の簡単な診察法を示し，手首が最も鋭敏なので，手首の固化徴候を見るのがお勧めである．反対側の手を挙上すると軽い固化徴候は誘発される(図8)[3]．軽微なパーキンソン徴候が見逃されレビー小体型認知症をアルツハイマー型認知症と診断している例も少なくない．画像検査では，MRI で後頭葉病変を有し，SPECT で後頭葉の血流低下を認める(図9)．また，ドパミントランスポーターの量や働きを可視化できる

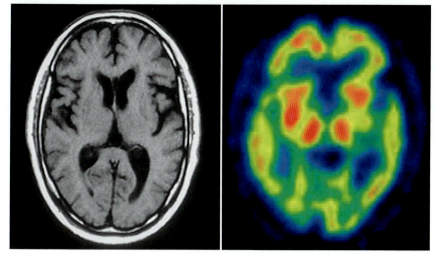

a．MRI　　　　　　　　　　b．SPECT
図 9．レビー小体型認知症の画像所見

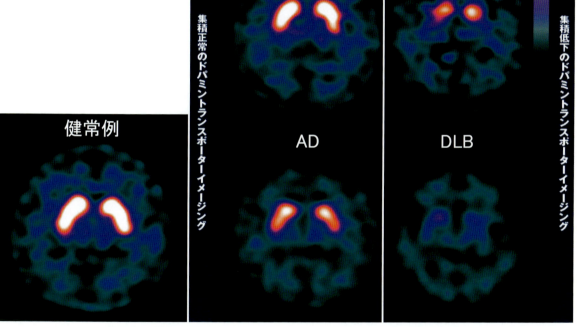

図 10．ダットスキャン®静注によるイメージング（国内第Ⅲ相臨床試験）
　　　＜症例提供＞
　　　順天堂大学医学部附属順天堂医院
　　　東京医科大学病院
　　　順天堂大学医学部附属順天堂東京江東高齢者医療センター
　　　　　　（ダットスキャン®静注新発売リーフレットより）

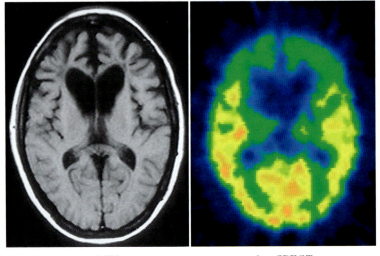

a．MRI　　　　　　　　b．SPECT
図11．前頭側頭型認知症の画像所見

DATスキャンを行うと，線条体の取り込み低下を認める(図10)．

レビー小体型認知症の予防についてのデータはまだ報告されていないが，レム睡眠行動異常の段階(認知症の出現前)で発見し，対応することの重要性が指摘されている．

4．前頭側頭型認知症

性格変化，行動の脱抑制または言語機能の障害で始まることが多く，記銘力障害が主訴になりにくい．診察場面では，しばしば"立ち去り行動"が特徴的である．興味関心が薄れると，まだ診察途中でありながら診察室から勝手に立ち去ってしまう．行動の脱抑制とは，本能のおもむくままの我が道を行く行動(going my way behavior)で，これが遮断されたときにしばしば暴力行為が出現し，介護する家族や職員に被害が及ぶ．また，常同行動といわれる時刻表的な生活も特徴的である．必ず決まった椅子に座る，同じコースを歩く(周回)などの症状がある．周回は一見徘徊と間違えられやすいが，徘徊とは異なり必ず同じコースを歩き，基本的に末期になるまで道に迷うことはない．このため，周回をするコースが交通事故に遭う危険性が高いなどのとりわけ危険な場所がなければ，禁止する必要はない．また，この病気は反社会的行動をとることが知られており，万引きなどをして警察に捕まることがある．適切な診断がなされていないと罰せられ懲戒免職になった例がある．早く病気の診断をすることが，本人の名誉や家族を救うことになり大変重要なことである．進行すると気づきやすい病気であるが，早期発見のためには食行動異常などの早期徴候の病態に気づくことが重要である．画像検査では，病理所見と同様にMRIで前頭・側頭葉の脳萎縮(図11-a)，SPECTで同部位の血流低下(図11-b)を認める．Progranulin遺伝子の同定，TDP-43蛋白異常が本症の発症機序に関与していることが解明された[4]．これは，本症解明の突破口が見えたことを意味し，今後の病態解明，治療薬開発へとつながることが大いに期待される．

前頭側頭型認知症の予防については，早期診断を行い，良い行動を組みこんだ生活パターンを作る方法(ルーティン化療法)が知られている．反社会的行動が生活パターンに組み入れられないように予防するということである．

認知症の早期診断，早期治療・早期対応 (第2次予防)

早期診断，早期治療・早期対応は第2次予防に該当する．早期診断により，最も効果が期待できるのが治療可能な認知症と位置付けられている一群の疾患である．認知症のように認知機能低下をきたして受診されるが，早期に適切な治療を行えば根治できる可能性のある疾患群である．内科疾患の代表は甲状腺機能低下症であり，甲状腺ホル

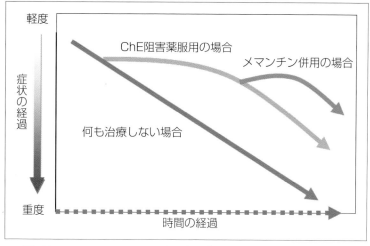

図 12. コリンエステラーゼ(chE)阻害薬とメマンチンの併用効果

モン製剤の補充療法で改善する．精神科疾患の代表は，うつ病であり，セロトニン取り込み阻害剤で改善することが多い．脳神経外科疾患の代表は正常圧水頭症，慢性硬膜下血腫，良性の脳腫瘍などであり，適切な外科手術により改善が期待できる．

次に早期診断，早期治療の意義が大きいのが，根治できるわけではないが症状の進行を遅らせる治療薬のあるアルツハイマー型認知症とレビー小体型認知症である．アルツハイマー型認知症にはコリンエステラーゼ阻害剤に分類される薬剤にドネペジル，ガランタミン，リバスチグミンの3種類が，NMDA受容体拮抗薬に分類される薬剤にメマンチンがある．早期診断・早期治療ができた症例には通常はコリンエステラーゼ阻害剤を3種類の中から1種類を選び処方する．1種類の選び方であるが，筆者はその患者の服薬管理が最も行いやすい薬剤を選ぶことをお勧めしている．忘れる病気なので，服薬をすることを忘れてしまうことが多く，家族などの周囲の介護者による服薬管理が欠かせない．次に，コリンエステラーゼ阻害剤で経過をみていて症状が進行してきた際には，メマンチンを併用するのが最も良い方法と考えられる(図12)．メマンチンを追加するタイミングのための病態把握にはFAST(Functional assessment staging of Alzheimer's disease)が良いと考える[5]．FASTは生活機能状態を簡単に評価できるツールなので外来診療で活用しやすい．

レビー小体型認知症ではドネペジルが適応となっており，早期薬物治療が期待される．

認知症の本人へのケア・接し方
（第3次予防）

第3次予防の主体は認知症の本人へのケア・接し方である．近年注目されているケアは「本人視点のケア」である．これまで認知症ケアは，認知症患者本人の望むケアを本人から直接聞かず，周囲で勝手に判断してきた．症状が進行してくると細かいニュアンスを伝えることはできなくなるが，それでも本人の希望を聞く姿勢が大事である．施設へ入所されている症状が進行した認知症患者においても同様な「本人視点のケア」が必要と考える．

アルツハイマー型認知症やレビー小体型認知症については症状の改善薬はあるが根本治療薬ができていないので，やはりケアの位置づけは大きい．また，良いケアは効果が期待できるので，薬による治療とケアが車の両輪のような位置づけになる．その他の認知症では治療薬がないのでケアが主役となる．

アルツハイマー型認知症では最近の記憶が障害され，最近のことを忘れてしまうので，周囲の人が記憶に関する支援をしてあげることが重要である．物盗られ妄想が出現しやすいので，その対応も必要である．物盗られ妄想では，最も身近で世話をしている人が犯人扱いされることが多いので，家族などの周囲の人に事前に説明しておくこ

とが大事である．物が失くなった場合，犯人扱いされている人間が先に探して見つけてはいけない．「やっぱり，あなたが犯人だからわかるのね．」ということになってしまうからである．失くなった物を探す際には一緒に探して，本人が見つけられるように仕向けることが大事である．

レビー小体型認知症では生々しい幻覚が出現することが多い．その際に，「そんなものはいない．」というように頭ごなしに否定する言い方は良くない．また，実際に見えないのに見えているように安易に同調するような接し方は間違った対応である．即座に否定したり安易に同調するのではなく，しっかり本人の訴えを聞いてあげて，安心させるのが良い対応といえる．

血管性認知症では意欲低下などの症状が出現しやすく，やる気が乏しくリハビリテーションなどの効果が上がらないことが多い．やる気が乏しいのは意欲低下という本症の主症状なので，それを十分理解してケアをする側もやる気をなくさないようにしないといけない．

前頭側頭型認知症では常同行動，周回などの症状を正しく理解して接することが重要である．本症では徘徊ではなく周回であるので，外へ出ることをむやみに制止する必要はない．暴言や暴力行為の予防になる．

このようなケアを行えば，認知症の進行を少しでも遅らせることができ，第3次予防になると考える．

まとめ

認知症予防への社会の関心は高いにもかかわらず，認知症への理解および予防について正しく理解されていない．認知症への正しい理解を促す啓発活動が大切であり，認知症予防のエビデンスの創出が必要である．そこで，日本認知症予防学会ではエビデンス創出委員会を作り，エビデンス創出をスタートしている．日本認知症予防学会が作成した認知症予防専門士テキストブック改訂版に認知症予防についての最新情報を紹介しているので詳細は参照いただきたい[6]．

文 献

1) 浦上克哉：痴呆症の治療意義と適切なケアについて―主治医意見書のポイントを含めて―．癌と化療，**30**：49-53，2003．
2) 斉藤 潤ほか：認知症予防教室における対象者の判別法と評価法の検討．*Dementia Japan*，**19**：177-186，2005．
3) 浦上克哉：認知症の神経学的所見のとり方．本間昭（編集），臨床医のためのアルツハイマー型認知症実践診療ガイド．じほう，45-49，2006．
4) Bruni AC, et al：Heterogeneity within a large kindred with frontotemporal dementia；A novel progranulin mutation. *Neurology*, **69**：140-147, 2007.
5) Sclan SG, Reisberg B：Functional assessment staging（FAST）in Alzheimer's disease；reliability, validity, and ordinality. *Int Psychogeriatr*, **4**：55-69, 1992.
6) 日本認知症予防学会（監修）：認知症予防専門士テキストブック改訂版．徳間書店，2017．

特集/認知症早期診断・発症進行予防とリハビリテーション

久山町研究からみた認知症予防

小原知之[*1]　二宮利治[*2]

Abstract 日本人の地域高齢者を対象に生活習慣病や生活習慣と認知症発症の関係を検証した疫学研究は少ない．福岡県久山町では，1985 年より高齢住民を対象とした精度の高い認知症の疫学調査が進行中である．そこで，認知症のない久山町高齢住民を長期間追跡した成績を用いて日本人における認知症の危険因子・防御因子を検討した．その結果，高血圧，糖尿病，中年期から老年期への持続喫煙，短時間・長時間睡眠は認知症発症の有意な危険因子だった．一方，定期的な運動習慣，中年期から老年期にかけての筋力の増加・維持，および野菜が豊富な和食に牛乳・乳製品を加えた食事パターンと認知症発症の間に有意な負の関連が認められた．以上より，認知症を予防するうえで，高血圧および糖尿病の予防とその適切な管理に加え，禁煙，適切な睡眠時間の確保，運動習慣，筋力の増加・維持，および和食＋野菜＋牛乳・乳製品という食習慣を心がけることが重要と考えられる．

Key words 疫学(epidemiology)，認知症(dementia)，危険因子(risk factor)，防御因子(protective factor)

はじめに

我が国では，高齢人口の急増に伴い認知症患者が増え続けており，認知症の社会的負担の軽減が喫緊の課題となっている．認知症の中でも頻度の高いアルツハイマー型認知症(AD)は，その成因や危険因子がいまだ十分に解明されておらず，根本的な治療法も確立されていない．AD を含めた認知症の予防対策を構築するためには，疫学研究によって日本人地域住民における認知症の実態とその危険因子・防御因子を明らかにする必要がある．そこで本稿では，福岡県久山町で 58 年間にわたり継続中の生活習慣病の疫学調査(久山町研究)の成績を用いて，地域高齢住民における認知症の実態とその危険因子および防御因子について検証する．

久山町研究とは

福岡県久山町では，1961 年から精度の高い生活習慣病の疫学調査(久山町研究)が継続中である．久山町住民は過去 50 年以上にわたり，年齢・職業構成および栄養摂取状況が我が国の平均レベルにあることから，町民は日本人の標準的なサンプル集団といえる．認知症の疫学研究は 1985 年に開始された．この町では，1985 年，1992 年，1998 年，2005 年，2012 年に 65 歳以上の全高齢住民を対象にした認知症の有病率調査が行われ，各調査の受診率はいずれも 92％以上と高かった[1]．すべての年ではほぼ同一の 2 段階方式の調査法が行われ，第 1 段階のスクリーニング調査で認知症が疑われた者に対して医師による 2 次調査を行い，DSM-Ⅲあるいは DSM-ⅢR を用いて臨床的に認知症の有

[*1] Tomoyuki OHARA, 〒812-8582 福岡県福岡市東区馬出 3-1-1 九州大学大学院医学研究院精神病態医学・衛生・公衆衛生学，講師
[*2] Toshiharu NINOMIYA, 同大学大学院医学研究院衛生・公衆衛生学，教授

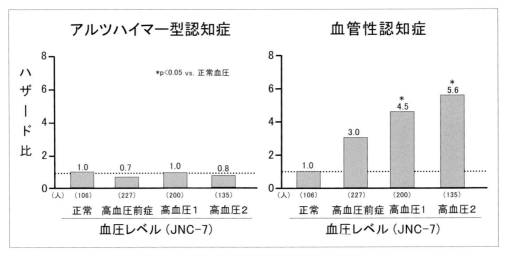

図 1. 血圧レベルと病型別認知症発症の関係
久山町男女 668 人，65〜79 歳，1988〜2005 年，多変量調整
JNC-7：米国高血圧合同委員会第 7 次報告
調整因子：性，年齢，学歴，降圧薬内服，糖尿病，血清総コレステロール，慢性腎臓病，脳卒中既往，BMI，喫煙，飲酒

(文献 2 より引用改変)

無，病型を判定した．さらに，この有病率調査を受診した者を全員追跡し(追跡率 99％以上)，認知症例は頭部 CT/MRI および剖検(剖検率 70％)によって脳を形態学的に調べてその病型を再評価するとともに，非認知症例からの認知症の発症率や危険因子・防御因子，その時代的変化を検討している．

認知症有病率の時代的変化

我が国の地域高齢者における認知症有病率の時代的変化を明らかにするために，前述した久山町における 5 つの調査成績を比較した[1]．その結果，認知症の粗有病率は 1985 年の 6.7％ から 2012 年の 17.9％ まで大幅に増加した．病型別にみると，血管性認知症(VaD)の有病率に明らかな時代的変化はなかったが，AD の有病率は時代とともに有意に上昇した．これらの関係は性・年齢調整しても変わらなかったことから，我が国では認知症，特に AD の有病率が人口の高齢化を超えて増加しているといえる．

認知症の危険因子・防御因子

次に，認知症のない久山町高齢住民を長期間追跡した成績を用いて，認知症の危険因子および防御因子について検証したい．

1．高血圧

高血圧は動脈硬化の最大の危険因子として広く知られている．近年，血圧レベルだけでなく，血圧の変動が認知機能低下や認知症発症と関連すると報告する追跡研究が散見される．そこで 1988 年に久山町健診を受診した 65〜79 歳で認知症のない高齢住民を追跡開始時の血圧レベル(米国高血圧合同委員会第 7 次報告の基準)で分けて 17 年間追跡し，老年期の血圧レベルと認知症発症の関係を検討した[2]．その結果，老年期の血圧レベルと AD 発症の関連は明らかでなかったが，VaD 発症のハザード比(多変量調整後)は老年期血圧レベルの上昇とともに高くなり，正常血圧(＜120/80 mmHg)に比べステージ 1 高血圧症(140〜159/90〜99 mmHg)以上の血圧レベルで有意差を認めた(図 1)．

次に，家庭血圧の日間変動が認知症発症に与える影響を検討するために 2007 年の久山町健診を受診した認知症のない 60 歳以上の高齢者で朝の家庭血圧を 28 日間(中央値)測定できた 1,674 人を 5 年間前向きに追跡した[3]．血圧の日間変動の指標として，血圧値の変動係数(CV)を用いた．その結果，家庭収縮期血圧の日間変動の増大に伴い，

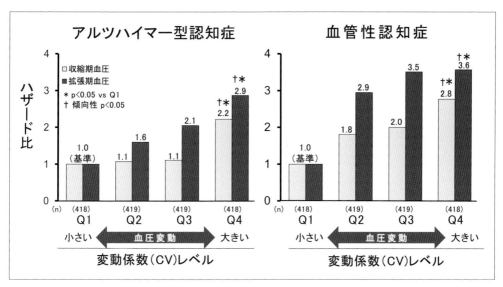

図 2. 家庭血圧の日間変動と病型別認知症発症の関係
久山町男女 1,674 人，60 歳以上，2007〜12 年，多変量調整
変動係数(CV)：朝の血圧を 1 日 3 回 28 日間測定したデータより算出[(SD of BP/mean BP)×100]
調整因子：性，年齢，学歴，家庭収縮期血圧，降圧薬の使用，心電図異常，糖尿病，血清総コレステロール，BMI，脳卒中既往歴，喫煙，飲酒，運動習慣

（文献 3 より引用改変）

ADおよびVaDの発症リスク(多変量調整後)は有意に上昇した(図2)．家庭拡張期血圧の日間変動で検討した場合も同様の関連が認められた．

以上より，血圧の変動も含めた厳格な高血圧管理が将来の認知症予防に重要と考えられる．血圧の変動増大は血管障害を介して認知機能低下をもたらすという説や神経変性に伴う脳の構造変化や中枢神経の自動調節能障害のマーカーであるという説もあり，正確な機序の解明にはさらなる検討が必要である．

2．糖尿病

近年，欧米の追跡調査を中心に糖尿病と認知症の関係が報告されている．日本人における糖尿病と認知症の関係を解明するために，1988 年の久山町健診で 75 g 経口糖負荷試験を受けた認知症のない高齢住民を 15 年間追跡した[4]．耐糖能レベルは，1998 年の WHO 分類に基づいて正常，空腹時血糖障害，耐糖能異常(IGT)，糖尿病に分類した．その結果，耐糖能レベルの悪化とともに性・年齢調整したADおよびVaDの発症率(対1,000人年)は上昇し，正常群と比べてADの発症率は糖尿病群で，VaDの発症率はIGT群および糖尿病群で有意に高かった．さらに，多変量調整で他の危険因子を調整すると，糖尿病はAD発症の独立した有意な危険因子であった(ハザード比2.1，図3)．

糖尿病は脳動脈硬化の進展に伴う大・小血管障害，糖毒性による酸化ストレスの増大や終末糖化産物の形成，さらにはインスリン代謝障害に伴うアミロイドβ蛋白質の排泄異常など，様々な機序を介して脳の老化を促進し，ADおよびVaDの発症に影響を与えると考えられている．

3．喫　煙

老年期の喫煙と認知症発症の関係を検討した追跡研究は散見されるが，中年期の喫煙との関係について検討した追跡研究は少ない．そこで，久山町住民の追跡調査の成績を用いて中年期から老年期の喫煙レベルの変化が認知症発症に及ぼす影響を検討した[5]．生涯にわたり非喫煙であった群を基準にすると，中年期から老年期までの持続喫煙群はADおよびVaDの発症リスクがそれぞれ2.0倍，2.8倍有意に上昇した(図4)．一方，老年期になって禁煙した群におけるADおよびVaDの発症リスクは，持続喫煙群に比べ低い傾向にあった．このように，中年期から老年期にかけて喫煙を続けることは認知症の発症リスクを高めるといえる．また，高齢者であっても禁煙を勧めること

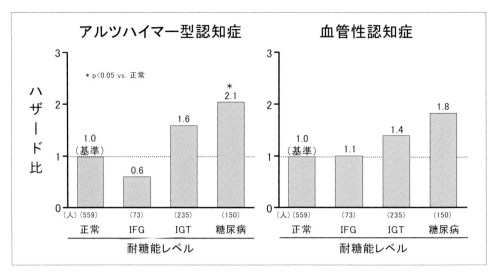

図 3. 耐糖能レベルと病型別認知症発症の関係
久山町男女 1,017 人，60 歳以上，1988～2003 年，多変量調整
IFG：空腹時血糖障害，IGT：耐糖能異常
調整因子：性，年齢，学歴，高血圧，脳卒中既往歴，心電図異常，肥満度，血清総コレステロール，喫煙，飲酒，身体活動度

（文献 4 より引用改変）

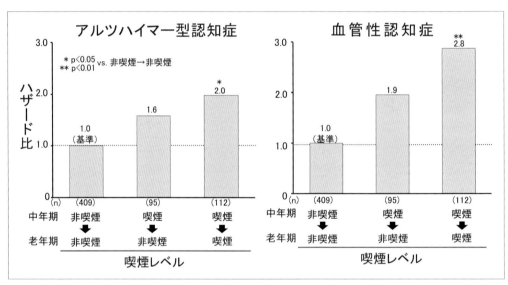

図 4. 喫煙レベルの推移と病型別認知症発症の関係
久山町男女 616 人，65～84 歳，1973～2005 年，多変量調整
調整因子：年齢，性，学歴，高血圧，降圧薬服用，心電図異常，糖代謝異常，BMI，血清総コレステロール，脳卒中既往歴，飲酒

（文献 5 より引用改変）

が認知症のリスクを減少させるうえで重要であることが示唆される．

4．睡　眠

近年，ヒトを対象とした横断研究や動物実験において，睡眠の質や睡眠時間の障害は脳内のアミロイドβ蛋白蓄積と密接に関連すると報告されている[6]．日本人における睡眠時間と認知症発症の関係を解明するために，2002 年の久山町健診を受診した認知症のない高齢住民を 10 年間追跡した[6]．その結果，5.0～6.9 時間群と比べ，5 時間未満群，8.0～9.9 時間群，10 時間以上群における認知症の発症リスクはそれぞれ 2.6 倍，1.6 倍，

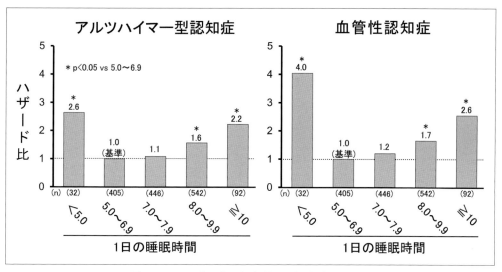

図 5. 1日の睡眠時間と病型別認知症発症の関係
久山町男女 1,517 人，60 歳以上，2002～12 年，多変量調整
調整因子：年齢，性，学歴，収縮期血圧，降圧薬服用，糖尿病，高コレステロール血症，BMI，心電図異常，脳卒中の既往，飲酒，運動，睡眠薬の服用

(文献 6 より引用改変)

2.2 倍有意に上昇した．また，AD および VaD の病型別に検討しても同様の関連が認められた(**図 5**)．

AD 発症の主な原因であるアミロイド β 蛋白は睡眠中に排泄されることが知られており，短時間睡眠はアミロイド β 蛋白の蓄積や炎症に伴うミクログリアの活性化を通じて脳の老化を促進させ認知症をもたらすと考えられている．一方，長時間睡眠との関連はフレイル(虚弱)に伴う肉体的・精神的・社会的活動性の低下との関係を反映している可能性がある．

5．運動

海外の多くの疫学研究において，定期的な運動習慣が認知症の有意な防御因子であることが報告されている[7)8)]．久山町研究においても，運動習慣を有する群では，運動習慣を有しない群に比べ AD の発症リスクが 41% 有意に低かった[9)]．運動はアミロイド β 蛋白の排泄を促進して認知症の発症リスクを減少させるという説，運動による脳・心血管障害のリスク軽減を介して認知症の発症を予防するという説，および運動習慣が肉体的フレイルだけでなく，精神的フレイル(うつ)や社会的フレイル(孤立)の予防につながり，その結果として認知症の発症を予防するという説がある[9)]．

運動の基盤となるものは骨格筋の筋力と筋肉量であり，筋力や筋肉量は中年期以降，加齢とともに低下する．しかし，高齢者では，筋力が筋肉量に比べ急速に低下するため[10)]，高齢者の体力測定では筋肉量ではなく筋力を測定することが望ましいとされている．そこで，四肢や体幹の筋力と高く相関する握力を用いて，中年期から老年期の握力変化が認知症発症に与える影響を検討した[11)]．その結果，中年期から老年期にかけ握力が増加，または維持した群に比べ，握力が 15% 以上低下した群は AD の発症リスクが 1.6 倍(多変量調整後)有意に高かった(**図 6**)．

つまり，運動習慣に加えて，中年期から筋力の増加・維持をはかることが認知症，特に AD 発症の予防に重要であることが示唆される．

6．食事

欧米の追跡研究において，地中海式食事法(オリーブオイル，穀物，野菜，果物，ナッツ，豆，魚，鶏肉を中心とした食事に少量のワイン)が認知症の発症リスクを低下させることが報告されているが，食文化の異なる我が国に海外の食事法を持ち込むことは容易でない．そこで，久山町高齢住民を 1988 年から 17 年間追跡した追跡調査の成績を用いて，食事が認知症発症に及ぼす影響を検

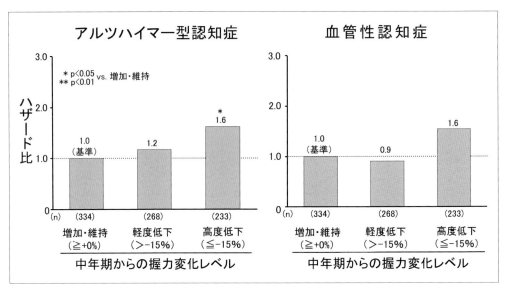

図 6. 中年期から老年期にかけての握力変化と病型別認知症発症の関係
久山町男女835人, 60〜79歳, 1988〜2012年, 多変量調整
調整因子：年齢, 性, 教育歴, 収縮期血圧, 降圧薬服用, 糖尿病, 血清総コレステロール, BMI, 心電図異常, 喫煙, 飲酒, 運動

（文献11より引用改変）

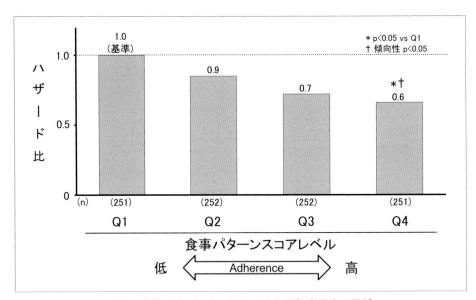

図 7. 食事パターンスコアレベルと認知症発症の関係
久山町男女1,006人, 60〜79歳, 1988〜2005年, 多変量調整
調整因子：年齢, 性, 学歴, 糖尿病, 高血圧, 血清総コレステロール, 脳卒中既往歴, BMI, 喫煙, 運動, 総エネルギー摂取量

（文献12より引用改変）

討した[12]．

その結果,「大豆・大豆製品, 緑黄色野菜, 淡色野菜, 藻類, 牛乳・乳製品, 果物・果物ジュース, 芋類, 魚の摂取量が多く, 米, 酒の摂取量が少ない」という食事パターン傾向が強くなるに伴い, 認知症の発症リスク(多変量調整後)は有意に低下した(図7)．この関連はADおよびVaDでも認められた．一定の摂取カロリーの中で主食(米)の摂取量が多いほど予防効果がある他の食品(おかず)の摂取量が減ってしまい, 栄養のバランスが崩れ

てしまうので，米（ごはん）の摂取量を減らして他の食品（おかず）の量を増やす食事パターンが抽出されたものと考えられる．

おわりに

我が国の地域高齢住民を長期間追跡した研究の成績より，認知症の発症リスクは生活習慣病の予防や生活習慣の是正によって軽減できることが示唆された．したがって，認知症を予防してその社会的負担を軽減するためには，高血圧および糖尿病の予防とその適切な管理に加え，禁煙，適切な睡眠時間の確保，運動習慣，筋力の増加・維持，および和食＋野菜＋牛乳・乳製品という食習慣を心がけることが重要と考えられる．

文 献

1) Ohara T, et al：Trends in dementia prevalence, incidence, and survival rate in a Japanese community. *Neurology*, **88**：1925-1932, 2017.
   Summary 地域高齢住民における認知症有病率・発症率・予後の時代的変化を明らかにした．

2) Ninomiya T, et al：Midlife and late-life blood pressure and dementia in Japanese elderly：the Hisayama study. *Hypertension*, **58**：22-28, 2011.

3) Oishi E, et al：Day-to-Day Blood Pressure Variability and Risk of Dementia in a General Japanese Elderly Population：the Hisayama Study. *Circulation*, **136**：516-525, 2017.
   Summary 家庭血圧における血圧の日間変動と認知症発症の関連を明らかにした．

4) Ohara T, et al：Glucose tolerance status and risk of dementia in the community：the Hisayama Study. *Neurology*, **77**：1126-1134, 2011.

5) Ohara T, et al：Midlife and late-life smoking and risk of dementia in the community：the Hisayama Study. *J Am Geriatr Soc*, **63**：2332-2339, 2015.

6) Ohara T, et al：Association between daily sleep duration and risk of dementia and mortality in a Japanese community. *J Am Geriatr Soc*, **66**：1911-1918, 2018.

7) Beckett MW, et al：A meta-analysis of prospective studies on the role of physical activity and the prevention of Alzheimer's disease in older adults. *BMC Geriatr*, **15**：9, 2015.

8) Aarsland D, et al：Is physical activity a potential preventive factor for vascular dementia? A systematic review. *Aging Ment Health*, **14**：386-395, 2010.

9) Kishimoto H, et al：The long-term association between physical activity and risk of dementia in the community：the Hisayama Study. *Eur J Epidemiol*, **31**：267-274, 2016.

10) Hughes VA, et al：Longitudinal muscle strength changes in older adults：influence of muscle mass, physical activity, and health. *J Gerontol A Biol Sci Med Sci*, **56**：B209-B217, 2001.

11) Hatabe Y, et al：Decline in handgrip strength from midlife to late-life is associated with dementia in a Japanese community： the Hisayama Study. *J Epidemiol*, 2018. Epub ahead of print.

12) Ozawa M, et al：Dietary patterns and risk of dementia in an elderly Japanese population：the Hisayama Study. *Am J Clin Nutr*, **97**：1076-1082, 2013.
   Summary 日本人における食事パターンと認知症発症の関係を明らかにした．

特集／認知症早期診断・発症進行予防とリハビリテーション

老化にかかわる要因と認知症

鈴木隆雄*

Abstract 超高齢社会の進展に伴う認知症の問題は極めて重要な課題の1つである．日本のように平均寿命あるいは60歳頃の平均余命が，種の限界寿命に近くなったような集団においては，認知症は不可避の健康にかかわる現象とも考えられる．本稿では，「老化(aging)」にかかわる本質的現象としての認知症について，老化のありよう，中でも教育期間の延長と認知症の相互の関連性について国内外の動向を紹介しながら考えてみたい．

Key words 認知症(dementia)，老化(aging)，教育期間(period of education)

はじめに

超高齢社会の進展に伴う認知症の問題は極めて重要な課題の1つである．日本のように平均寿命あるいは60歳以上の平均余命が，種の限界寿命に近くなったような集団においては，認知症は不可避の健康にかかわる現象とも考えられる．認知症は加齢に伴って増加し，特に70歳以上では指数関数的に増加する．認知症では患者本人や家族の生活に大きく影響するとともに，社会保障費の視点からも，多額の医療費や介護費用を要することから，認知症の予防対策や治療方法の確立は急務の課題である．認知症，特にアルツハイマー病はpre-clinicalの期間が数十年と長く，その期間中に（人生のステージの段階に応じて）個人要因，社会要因，環境要因などの様々な危険因子・予防因子が絡みあって，最終的に老化に伴って発症すると考えられる．したがって予防対策としては，発症以前の3要因，中でも生活習慣上の危険因子を可能な限り回避することが主要な予防対策法と考えられている．その意味で，認知症予防は老化予防そのものであるとも考えられる．本稿では，「老化(aging)」にかかわる本質的現象としての認知症について，老化のありようと認知症の相互の関連性について国内外の動向を紹介するとともに，教育期間の延長と認知症の関係性を疫学的な視点から概説してみる．

人生の各ステージにおける認知症のリスク

最近，Lancetの「認知症予防・介入・ケア委員会」の専門家24人の見解をまとめ，認知症に関して，「生涯を通じて9つのリスク因子をコントロールし，脳の健康状態を改善できれば，認知症の35％は予防できる可能性がある」とする包括的レビューを報告している[1]．この報告は，（高齢期に発症する）認知症は小児期，中年期，高齢期のすべての時期のリスクが関与し，中でも現時点でわかっている少なくとも9つの「修正可能な」リスク因子として，人口寄与率(PAF：％)とともに以下のようにまとめている（図1）．

小児期：教育期間の短さ(15歳までの教育，小学校が最終学歴)8％

中年期：難聴9％，高血圧2％，肥満1％

高年期：喫煙5％，抑うつ4％，運動不足3％，

---

* Takao SUZUKI，〒194-0294 東京都町田市常盤町3758 桜美林大学老年学総合研究所，所長

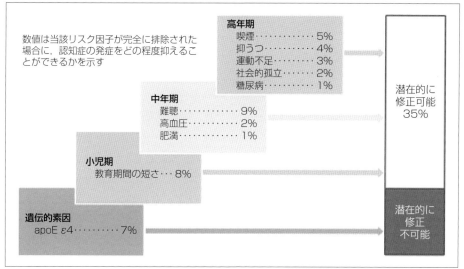

図 1. 認知症発症抑制へのリスク因子の寄与割合
(文献1より引用改変)

社会的孤立2%,糖尿病1%.

このような修正可能なリスク因子のなかで,教育期間の長さあるいは教育歴が小児期(〜成人期)の重要な因子として挙げられている.もちろん,教育歴あるいは学歴は,認知機能の発展に大いに寄与し,Lancetの委員会の報告を待つまでもなく,重要な予防因子であることは間違いないことであろう.しかし単に小児期から青年期にかけての教育歴のみならず,たとえ高齢期であっても様々な「学び」による認知機能の維持もまた,重要な要因と考えている.いわば「生涯教育」が認知症の発症や予防に大きな影響をもたらしている可能性は大きい.

一方,修正できないリスク因子として遺伝的要因があり,特にコレステロールの運搬に用いられるアポリポ蛋白(apo)Eのなかでε4がアルツハイマー病の遺伝的リスク因子としてよく知られている.しかし,たとえapoE ε4を標的とした治療方法が確立され,その影響が解消されたとしても,それによる予防可能な割合は認知症全体の約7%と推定されており,修正可能な因子の合計よりもはるかに小さいことがわかる.

Lancetの委員会から報告された9つの認知症発症の9つのリスク因子の中で,最も大きな人口寄与割合を示しているのは「難聴」(9%)である.我が国でも(旧)東京都老人総合研究所で筆者らが実施していた老化に関する長期縦断研究(コホート研究:TMIG-LISA)からも難聴が認知機能低下の独立したリスクであることが明らかにされている.本研究は地域在宅高齢者482名(男性260名,女性222名)の2年間でのミニメンタルステート試験(一般に「MMSE」と呼ばれる認知機能測定のテスト)で測定された認知機能の低下のリスクを分析したものであるが[2],その結果,年齢や低教育歴,生活機能障害などと並んで(男性のみであったが)難聴もまた有意な(独立した)リスクであることが示されている.おそらく,聴覚機能の衰えによって情報の聞き取りが不十分になることにより情報の記銘(確実に覚えること)が阻害され,認知機能の中核を担う記憶機能が低下しやすいことが考えられる.老化における聴覚機能の減衰は必発現象であるが,中年期からの減衰は確実に認知症発症に関与すると思われる.

脳の可塑性と認知予備能

我が国では,今後も超高齢社会は進行し,特に後期高齢者の人数・割合とも増加する中にあって,認知症有病率も増加することが推定されている.厚生労働省の推計によれば,九州大学の実施している久山町研究(後述)における認知症調査の成績と,認知症に有意に関係する年齢,女性,そして糖尿病有病率の3つの変数を用いた数学的モ

表 1. Health and Retirement Study（HRS）

	2000 年		2012 年
対象者数 （65 歳以上）	10,546		10,511
平均年齢（歳）	75.0		74.8
女性割合（%）	58.4		56.3
認知症有病率 （性・年齢標準化後）	11.6%	➡	8.8% （8.6%）

デルに基づく将来推計を行った結果，2025 年には650～700 万人に増加し，さらに 2040 年には 800～900 万人へと増加するとしている．2012 年の我が国 6 地域での高齢者の悉皆調査から得られた認知症推計患者数は 462 万人であることから，約 10 年で 1.5 倍に増加することになる．厚生労働省の認知症の将来推計についても，久山町研究のデータ，特に糖尿病の有病率を基準として確実に増加することを推計している．このように高齢社会の進行によって認知症高齢者数・割合が増加の一途をたどると思われがちであるが，最近，欧米のいくつかの研究から認知症有病率が低下したことが報告された．その 1 つの重要な要因として，年齢，性，糖尿病などの生活習慣病以外に「教育年数」が抽出されている．

最近，教育歴あるいは生涯教育との関連において重視されているのが，「認知予備能（cognitive reserve)」と呼ばれる概念である．すなわち「認知予備能」とは，脳の器質的変化に打ち勝つ予備能力であり，（アルツハイマー病などの認知症とのかかわりにおいて）脳器質的変化に相応する認知機能低下を示さない状態像である[3]．また，最近提唱されているフレイルの 1 つの領域である認知的フレイル（cognitive frailty）においてもこの認知予備能の低下が特徴であると考えられている[4]．今後老化の進行の抑制とあいまって，特に認知機能や認知症との関連で認知予備能の存在と教育歴や生涯学習との関連性を裏付ける可能性が示唆される．

認知症の有病率の低下とその要因について

最近の欧米での比較的大規模な長期縦断研究か

ら，認知症の有病率が減少していることが相次いで報告されている．調査された欧米の高所得国では，年齢特異的認知症リスクは過去 20～30 年間で低下している可能性が示唆される．例えば英国でのCFASI & CFASII 研究では，3 つの地域の 65歳以上人口における認知症有病率から英国人口全体の認知症有病率と患者数を推計しているが，1989～94 年のベースラインでの認知症有病率から推計される 2011 年の有病率 8.3% に対し，2008～11 年の実査に基づく推計有病率は 6.5% となり，有意に減少（オッズ比 0.7，95%CI：0.6～0.9，p＝0.003）していたと報告された[5]．また，米国の Framingham Heart Study（フラミンガム研究）では，1977～2008 年の 30 年間で認知症の有病率が 10 年当たり約 20% 低下したと報告されている．しかも，認知症有病率の減少は学歴が高卒以上の者でのみ認められたという[6]．

こうした現象が全米レベルで起こっているかどうかを検証するため，ミシガン大学の研究グループは米国の 65 歳以上を代表する地域集団の経時的調査である Health and Retirement Study（HRS）のデータを用いて，2000 年（10,546 例）と2012 年（10,511 例）の認知症の有病率を比較した[7]．対象の平均年齢は 2000 年が 75.0 歳，2012年が 74.8 歳で，女性の割合はそれぞれ 58.4%，56.3% であった．認知機能の評価は，電話インタビュー用に開発された独自の評価スケールを用いて行い，正常，Cognitive Impairment-No Dementia（CIND），および認知症の 3 つに分類した．CIND は軽度認知障害（MCI）に相当する概念である．その結果，認知症の有病率は 2000 年の 11.6% から，2012 年には 8.8%（年齢および性で標準化後は8.6%）へと有意な低下を示した（P＜0.001，表1）．

研究グループが認知症の有病率が低下した要因として注目したのは，① 認知症の原因となる血管系危険因子の管理の改善および，② 教育年数の延長である．血管系危険因子については，2000 年と2012 年で保有率は糖尿病が 16.4% から 24.7%，高血圧は 54.6% から 67.6%，BMI 30 以上の肥満

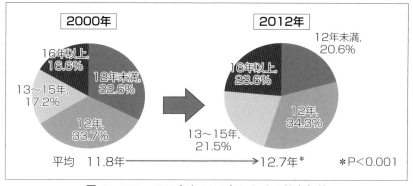

図 2. HRS：2000 年と 2012 年における教育年数

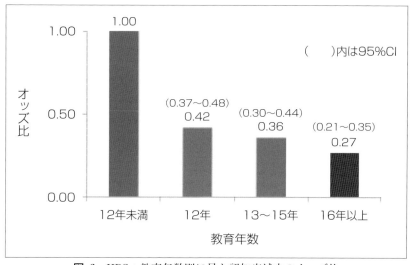

図 3. HRS：教育年数別に見た認知症減少のオッズ比
(JAMA Intern Med, 177：51-58, 2017. を基に作成)

は18.3%から29.2%といずれも有意に増加している．しかし，この間，脳卒中の有病率は約10%で変化がなく，手段的日常生活動作(IADL)障害者の割合が減少傾向にあることなどから，研究グループでは血管系危険因子の管理は改善されたとの解釈を示している．研究グループが，より重要な要因と強調するのは，教育年数の延長についてである．すなわち，2000年と2012年で教育年数は平均11.8年から12.7年へと約1年有意に延長していた．教育年数ごとの変化をみると，12年未満の割合が32.6%から20.6%に減少する一方，16年以上の割合は16.6%から23.6%に増加した(P＜0.001)(図2)．

さらに，研究グループは2000年と2012年のデータを用いて，多変量ロジスティック解析により，教育年数と認知症の関係を検討した．その結果，教育年数12年未満を基準とした認知症発現のオッズ比は，16年以上では0.27とリスクが1/4程度になることが報告されている(図3)．

おわりに

我が国においては，残念ながら認知症の有病率の変動に関する大規模な疫学的研究からのデータが提示されておらず，認知症有病率が減少しているか否かは不明である．しかし，高齢者の集団において，例えば前期高齢者においては健康水準は高くなり，教育年数あるいは教育歴の向上もまた明らかである．例えば文部統計要覧・文部科学統計要覧によれば，4年制の大学進学率は1954年の7.9%から1990年には24.6%となり，2010年には50.9%と50%を超えるまで増加している(短大を含む大学進学率では56.8%となっている)．した

がって今後，欧米と同様に認知症有病率は低下する可能性は十分存在すると思われる．このような教育年数あるいは生涯教育は認知症発症に関与する「認知予備能」(cognitive reserve)にかかわる重要な要因と考えられ，今後，心身機能の充実と教育期間の延長した新しい世代の老化の進行の抑制とあいまって，認知機能低下や認知症有病率の低下，およびそれらとの関連で認知予備能の存在を裏付ける可能性が示唆される．

文 献

1) Livingston G, et al：Dementia prevention, intervention, and care（The Lancet Commissions）. *Lancet*, published online, July 20, 2017.〔http://dx.doi.org/10.1016/S0140-6736(17)31363-6.〕
2) 岩佐　一，ほか：地域在宅高齢者における認知機能の縦断的変化の関連要因―要介護予防のための包括的検診(「お達者検診」)についての研究. 日老医会誌, **43**：773-780, 2006.
3) Stern Y：What is cognitive reserve? Theory and research application of the reserve concept. *J Int Neuropsychol Soc*, **8**：448-460, 2002.
4) Kelaiditi E, et al：Cognitive frailty：rational and definition from an International Consensus Group. *J Nutr Health Aging*, **9**：726-734, 2013.
5) Matthews FE, et al：A two-decade comparison of prevalence of dementia in individuals aged 65 years and older from three geographical areas of England：results of he Cognitive Function and Ageing study Ⅰ and Ⅱ. *Lancet*, **382**：1405-1412, 2013.
6) Satizabal CL, et al：Incidence of dementia over three decades in the Framingham Heart Study. *New Engl J Med*, **374**：523-532, 2016.
7) Langa KM, et al：A comparison of the prevalence of dementia in the United States in 2000 and 2012. *JAMA Intern Med*, **177**：51-58, 2017.

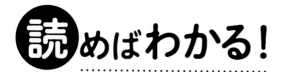
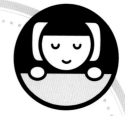

読めばわかる！
臨床不眠治療
― 睡眠専門医が伝授する不眠の知識 ―

著　中山明峰　名古屋市立大学睡眠医療センター長

2019年6月発行　B5判　96頁　　定価（本体価格 3,000円＋税）

睡眠専門医の中山明峰先生による、不眠治療のノウハウがこの1冊に！

2018年度診療報酬改定に伴って、睡眠薬処方に大きな変化が生まれた今、知っておくべき不眠治療の知識が凝縮されています。
不眠治療に関わるすべての医師に必要な不眠の知識を、中山信一氏のイラストとともにわかりやすく解説！

新刊

CONTENTS

① はじめに
② 睡眠の基礎知識
③ 不眠症（不眠障害）とは
④ 睡眠薬の過去〜現在
⑤ ベンゾジアゼピン製剤の問題点と離脱
⑥ ガイドラインが意図するところ
⑦ 睡眠薬の現在〜未来
⑧ 症例提示
⑨ 巻末付録

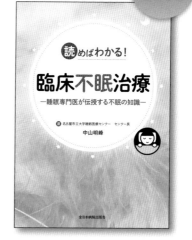

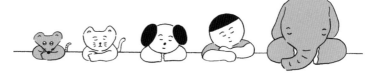

全日本病院出版会　〒113-0033　東京都文京区本郷 3-16-4　Tel：03-5689-5989
www.zenniti.com　　　　　　　　　　　　　　　　　　　Fax：03-5689-8030

病院と在宅をつなぐ 脳神経内科の摂食嚥下障害
―病態理解と専門職の視点―

好評書籍

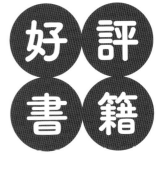

編著 **野﨑 園子**
関西労災病院 神経内科・リハビリテーション科 部長

2018年10月発行　B5判　156頁
定価（本体価格 4,500円＋税）

「疾患ごとのわかりやすい病態解説＋13の専門職の視点からの解説」
在宅医療における脳神経内科の患者の摂食嚥下障害への介入が丸わかり！さらに、Q&A形式でより具体的な介入のコツとワザを解説しました。在宅医療に携わるすべての方にお役立ていただける一冊です！

Contents

I．まずおさえておきたい基礎知識
1. 疾患の摂食嚥下・栄養障害の特徴と対策概論
2. 嚥下機能検査

II．疾患概要と嚥下障害の特徴と対策
1. 筋萎縮性側索硬化症
2. パーキンソン病
3. 進行性核上性麻痺
4. 多系統萎縮症・脊髄小脳変性症
5. 重症筋無力症
6. ギラン・バレー症候群
7. 筋ジストロフィー
8. 慢性期脳卒中
9. 認知症
10. 呼吸と嚥下障害
11. 経管栄養―胃瘻を中心に―
12. 誤嚥防止術・嚥下機能改善術

III．専門職からみた在宅支援のポイント
　　―視点とQ&A―
1. 神経内科医の視点とQ&A
2. リハビリテーション医の視点とQ&A
3. 耳鼻咽喉科医の視点とQ&A
4. 在宅医の視点とQ&A
5. 歯科医師の視点とQ&A
6. 看護師の視点とQ&A
7. 歯科衛生士の視点とQ&A
8. 言語聴覚士の視点とQ&A
9. 理学療法士の視点とQ&A
10. 作業療法士の視点とQ&A
11. 管理栄養士の視点とQ&A
12. 薬剤師の視点とQ&A
13. 保健師の視点とQ&A

全日本病院出版会
〒113-0033　東京都文京区本郷 3-16-4　Tel:03-5689-5989
www.zenniti.com　　　　　　　　　　　　　Fax:03-5689-8030

ピン・ボード

第6回日本サルコペニア・フレイル学会大会

会　期：2019年11月9日(土)・10日(日)
会　場：朱鷺メッセ 新潟コンベンションセンター
　　　　〒950-0078　新潟市中央区万代島6-1
テーマ：百寿のためのサルコペニア，フレイル，ロコモ
　　　　対策
大会長：遠藤直人(新潟大学大学院医歯学総合研究科整
　　　　形外科学分野教授)
Ｈ　Ｐ：https://admedic.co.jp/jasf6/
お問い合わせ先：
　　＜事務局＞
　　新潟大学大学院医歯学総合研究科 整形外科学分野
　　〒951-8510　新潟市中央区旭町通1番町757
　　TEL：025-227-2272　FAX：025-227-0782
　　＜運営事務局＞
　　株式会社アド・メディック内 担当：東海林 豊／川崎
　　芽衣
　　〒950-0951　新潟市中央区鳥屋野310
　　TEL：025-282-7035　FAX：025-282-7048
　　E-mail：jasf6@admedic.co.jp

第9回日本リハビリテーション栄養学会学術集会

会　期：2019年11月23日(土)
会　場：アクロス福岡
大会長：西岡心大(長崎リハビリテーション病院 人材開
　　　　発部副部長・栄養管理室室長)
Ｈ　Ｐ：https://jarnfukuoka1123.wixsite.com/home
お問い合わせ先：
　　学術事務局
　　〒869-1106　熊本県菊池郡菊陽町曲手760
　　熊本リハビリテーション病院(担当 嶋津さゆり)
　　TEL/FAX 096-232-5435(栄養管理部直通)

第23回超音波骨折治療研究会

会　期：2020年(令和2年)1月18日(土)
　　　　13：00〜17：30(予定)
会　場：品川インターシティホール
　　　　〒108-0075　東京都港区港南2-15-4
　　　　TEL：03-3474-0461
会　長：澤口　毅(富山市立富山市民病院 副院長)
テーマ：「LIPUSの骨切り術への応用」
教育研修講演：(日本整形外科学会専門医資格継続単位
　　　　を申請予定)
　①演題：骨折治療におけるLIPUSの適切な治療法
　　講師：松村福広先生(自治医科大学整形外科 講師)
　②演題：人口ピラミッド変動時代における低出力超音
　　　　波パルス療法
　　講師：神宮司誠也先生(九州労災病院 副院長)
一般演題募集：9月2日(月)〜10月4日(金)
　　「LIPUSの骨切り術への応用」を主題とし，その
　　他LIPUSに関する基礎研究・臨床研究を一般演
　　題として募集致します．
　　応募にはホームページよりフォーマットをダウ
　　ンロードの上，所定のメール連絡先へお送りく
　　ださい．
　　＊)了解の得られた英文抄録をJournal of Or-
　　　thopaedic Trauma誌に掲載予定です．
超音波骨折治療研究会ホームページ：
　　　　URL：http://lipus.jp/
参加費：(当日受付のみ)￥2,000
教育研修講演受講料：1単位￥1,000　2単位￥2,000
お問合せ先：超音波骨折治療研究会運営事務局
　　〒612-8082　京都市伏見区両替町2-348-302
　　(アカデミック・スクエア(株)内)
　　TEL：075-468-8772　FAX：075-468-8773
　　E-MAIL：lipus@ac-square.co.jp

FAX による注文・住所変更届け

改定：2015 年 1 月

　毎度ご購読いただきましてありがとうございます．

　読者の皆様方に小社の本をより確実にお届けさせていただくために，FAX でのご注文・住所変更届けを受けつけております．この機会に是非ご利用ください．

◎ご利用方法

　FAX 専用注文書・住所変更届けは，そのまま切り離して FAX 用紙としてご利用ください．また，注文の場合手続き終了後，ご購入商品と郵便振替用紙を同封してお送りいたします．**代金が 5,000 円をこえる場合，代金引換便とさせて頂きます．**その他，申し込み・変更届けの方法は電話，郵便はがきも同様です．

◎代金引換について

　本の代金が 5,000 円をこえる場合，代金引換とさせて頂きます．配達員が商品をお届けした際に，現金またはクレジットカード・デビットカードにて代金を配達員にお支払い下さい(本の代金＋消費税＋送料)．(※年間定期購読と同時に 5,000 円をこえるご注文を頂いた場合は代金引換とはなりません．郵便振替用紙を同封して発送いたします．代金後払いという形になります．送料は定期購読を含むご注文の場合は頂きません)

◎年間定期購読のお申し込みについて

　年間定期購読は，1 年分を前金で頂いておりますため，代金引換とはなりません．郵便振替用紙を本と同封または別送いたします．送料無料，また何月号からでもお申込み頂けます．

　毎年末，次年度定期購読のご案内をお送りいたしますので，定期購読更新のお手間が非常に少なく済みます．

◎住所変更届けについて

　年間購読をお申し込みされております方は，その期間中お届け先が変更します際，必ずご連絡下さいますようよろしくお願い致します．

◎取消，変更について

　取消，変更につきましては，お早めに FAX，お電話でお知らせ下さい．

　返品は，原則として受けつけておりませんが，返品の場合の郵送料はお客様負担とさせていただきます．その際は必ず小社へご連絡ください．

◎ご送本について

　ご送本につきましては，ご注文がありましてから約 1 週間前後とみていただきたいと思います．お急ぎの方は，ご注文の際にその旨をご記入ください．至急送らせていただきます．2～3 日でお手元に届くように手配いたします．

◎個人情報の利用目的

　お客様から収集させていただいた個人情報，ご注文情報は本サービスを提供する目的(本の発送，ご注文内容の確認，問い合わせに対しての回答等)以外には利用することはございません．

　その他，ご不明な点は小社までご連絡ください．

株式会社 全日本病院出版会

〒113-0033 東京都文京区本郷 3-16-4-7 F
電話 03(5689)5989　FAX03(5689)8030　郵便振替口座 00160-9-58753

FAX 専用注文書

5,000 円以上代金引換

ご購入される書籍・雑誌名に○印と冊数をご記入ください

○	書　籍　名	定価	冊数
	読めばわかる！臨床不眠治療―睡眠専門医が伝授する不眠の知識― 新刊	¥3,240	
	骨折治療基本手技アトラス―押さえておきたい10のプロジェクト― 新刊	¥16,200	
	グラフィック リンパ浮腫診断―医療・看護の現場で役立つケーススタディ― 新刊	¥7,344	
	足育学　外来でみるフットケア・フットヘルスウェア 新刊	¥7,560	
	四季を楽しむビジュアル嚥下食レシピ 新刊	¥3,888	
	病院と在宅をつなぐ 脳神経内科の摂食嚥下障害―病態理解と専門職の視点―	¥4,860	
	ゼロからはじめる！ Knee Osteotomy アップデート	¥11,880	
	イラストからすぐに選ぶ　漢方エキス製剤処方ガイド	¥5,940	
	ここからスタート！睡眠医療を知る―睡眠認定医の考え方―	¥4,860	
	髄内釘による骨接合術―全テクニック公開, 初心者からエキスパートまで―	¥10,800	
	カラーアトラス　爪の診療実践ガイド	¥7,776	
	睡眠からみた認知症診療ハンドブック―早期診断と多角的治療アプローチ―	¥3,780	
	肘実践講座　よくわかる野球肘　肘の内側部障害―病態と対応―	¥9,180	
	医療・看護・介護で役立つ嚥下治療エッセンスノート	¥3,564	
	こどものスポーツ外来―親もナットク！このケア・この説明―	¥6,912	
	野球ヒジ診療ハンドブック―肘の診断から治療, 検診まで―	¥3,888	
	見逃さない！骨・軟部腫瘍外科画像アトラス	¥6,480	
	パフォーマンス UP！　運動連鎖から考える投球障害	¥4,212	
	医療・看護・介護のための睡眠検定ハンドブック	¥3,240	
	肘実践講座 よくわかる野球肘　離断性骨軟骨炎	¥8,100	
	これでわかる！スポーツ損傷超音波診断 肩・肘＋α	¥4,968	
	達人が教える外傷骨折治療	¥8,640	
	ここが聞きたい！スポーツ診療 Q & A	¥5,940	
	見開きナットク！フットケア実践 Q & A	¥5,940	
	高次脳機能を鍛える	¥3,024	
	最新　義肢装具ハンドブック	¥7,560	
	訪問で行う 摂食・嚥下リハビリテーションのチームアプローチ	¥4,104	

バックナンバー申込（※ 特集タイトルはバックナンバー 一覧をご参照ください）

❀メディカルリハビリテーション(No)

No＿＿＿＿　No＿＿＿＿　No＿＿＿＿　No＿＿＿＿　No＿＿＿＿

No＿＿＿＿　No＿＿＿＿　No＿＿＿＿　No＿＿＿＿　No＿＿＿＿

❀オルソペディクス(Vol/No)

Vol/No＿＿＿　Vol/No＿＿＿　Vol/No＿＿＿　Vol/No＿＿＿　Vol/No＿＿＿

年間定期購読申込

❀メディカルリハビリテーション	No.		から
❀オルソペディクス	Vol.	No.	から

TEL：	（　　　）	FAX：	（　　　）	
ご住所	〒			
フリガナ			診療	
お名前		要捺印	科目	

FAX 03-5689-8030 全日本病院出版会行

全日本病院出版会行

FAX 03-5689-8030

年　月　日

住 所 変 更 届 け

お　名　前	フリガナ	
お客様番号		毎回お送りしています封筒のお名前の右上に印字されております8ケタの番号をご記入下さい。
新お届け先	〒　　　　　都 道 　　　　　府 県	
新電話番号	（　　　　　）	
変更日付	年　　月　　日より	月号より
旧お届け先	〒	

※ 年間購読を注文されております雑誌・書籍名に✓を付けて下さい。

☐ Monthly Book Orthopaedics （月刊誌）

☐ Monthly Book Derma. （月刊誌）

☐ 整形外科最小侵襲手術ジャーナル （季刊誌）

☐ Monthly Book Medical Rehabilitation （月刊誌）

☐ Monthly Book ENTONI （月刊誌）

☐ PEPARS （月刊誌）

☐ Monthly Book OCULISTA （月刊誌）

FAX 03-5689-8030

全日本病院出版会行

Monthly Book Medical Rehabilitation
バックナンバー在庫

2019.9.現在

【2013～16年増刊号・増大号】

No.157 肩関節傷害 診療の真髄
編集/岩堀裕介（増大号/3,900円＋税）

No.163 もう悩まない！100症例から学ぶリハビリテーション評価のコツ
編集/里宇明元・辻川将弘・杉山 瑶・堀江温子（増刊号/4,900円＋税）

No.170 高齢者のフレイル(虚弱)とリハビリテーション
編集/近藤和泉（増大号/3,900円＋税）

No.176 運動器疾患リハビリテーション実践マニュアル
編集/帖佐悦男（増刊号/4,900円＋税）

No.183 知りたい！聞きたい！認知症Ｑ＆Ａ
編集/遠藤英俊（増刊号/4,980円＋税）

No.189 リハビリテーション医療における呼吸器診療
編集/笠井史人（増大号/4,000円＋税）

No.195 骨粗鬆症 update—リハビリテーションとともに—
編集/島田洋一・宮腰尚久（増大号/4,000円＋税）

No.203 リハビリテーションに役立つ！睡眠障害・睡眠呼吸障害の知識
編集/近藤国嗣（増刊号/4,980円＋税）

【2017年】

No.205 医工, 産学連携によるリハビリテーション　編集/菅本一臣

No.206 認知症予防とリハビリテーション 最前線
編集/繁田雅弘・竹原 敦

No.207 脳損傷者の自動車運転—QOL向上のために—　編集/武原 格

No.208 リハビリテーションに役立つ心理療法　編集/中島恵子

No.209 脊髄損傷のリハビリテーション最前線　編集/三上靖夫

No.210 小児脳損傷のリハビリテーション
—成長に合わせたアプローチ—　編集/橋本圭司

No.211 全身管理からみたフットケア　編集/杉本郁夫

No.212 摂食嚥下障害リハビリテーション ABC
編集/出江紳一（増刊号/4,980円＋税）

No.213 神経免疫疾患治療とリハビリテーション update　編集/阿部和夫

No.214 リンパ浮腫コントロール　編集/廣田彰男

No.215 人工呼吸器管理患者のリハビリテーション　編集/笠井史人

No.216 運動器疾患エコー活用術　編集/扇谷浩文

No.217 知っておきたい！これからの生活期リハビリテーション
編集/石川 誠（増大号/4,000円＋税）

【2018年】

No.218 心大血管手術後のリハビリテーション　編集/宮野佐年

No.219 医療ITを活かすチームリハビリテーション　編集/菅原英和

No.220 リハビリテーションから考える高次脳機能障害者への生活支援
編集/中島八十一

No.221 多職種協働による転倒予防 私たちの取り組み　編集/渡邊 進

No.222 チーム医療の中のリハ医のリーダーシップ—様々なチームシチュエーション—
編集/岡本隆嗣

No.223 次のリハビリテーションに活きる！私の脳疾患評価
編集/石合純夫（増刊号/4,980円＋税）

No.224 リハビリテーションを支える栄養管理の知識
編集/栢下 淳

No.225 知っておきたい脳卒中下肢装具の知識
編集/牧野健一郎

No.226 認知症高齢者の摂食嚥下リハビリテーション
編集/大熊るり

No.227 臨床実践！失語症のリハビリテーション
編集/前島伸一郎

No.228 成長期のスポーツ外傷・障害とリハビリテーション医療・医学
編集/帖佐悦男（増大号/4,000円＋税）

No.229 これからの“地域”づくり—リハビリテーションの視点から—
編集/宮田昌司

No.230 リハビリテーションに活かす ソーシャルワーカーの力
編集/取出涼子

【2019年】

No.231 心臓リハビリテーションにおける新時代の幕明け
編集/諸冨伸夫

No.232 脳性麻痺のリハビリテーション
—障害のある子どもとその家族を支える—
編集/土岐めぐみ

No.233 高齢者と排泄—アセスメントとケア—
編集/谷口珠実

No.234 在宅医に役立つ生活期における補装具・生活用具の知識
編集/吉永勝訓

No.235 歩きと姿勢を科学する　編集/長谷公隆

No.236 脳卒中リハビリテーション医療 update
編集/佐伯 覚（増刊号/5,000円＋税）

No.237 発達障害支援のマイルストーン—就学支援を中心に—
編集/日原信彦

No.238 摂食嚥下障害患者の食にチームで取り組もう！
編集/栢下 淳

No.239 実践！上肢投球障害に対するリハビリテーション
編集/森原 徹

No.240 これでナットク！摂食嚥下機能評価のコツ
編集/青柳陽一郎（増大号/4,000円＋税）

2020年 年間購読のご案内

年間購読料　40,150円(消費税込)

年間13冊発行

(通常号11冊・増大号1冊・増刊号1冊)

送料無料でお届けいたします！

各号の詳細は弊社ホームページでご覧いただけます.
☞www.zenniti.com/

※各号定価(本体価格2,500円＋税)(増刊・増大号を除く)

次号予告

運動器慢性疼痛マネージメントにおける リハビリテーション診療の意義と重要性

No. 242（2019 年 11 月号）

編集／新潟大学病院教授
木村慎二

慢性疼痛に対する集学的治療の日本での
　確立に向けて……………………牛田　享宏
慢性疼痛治療における医療経済的側面から
　みたリハビリテーション診療…鈴木　啓太ほか
慢性疼痛患者の ADL および心理・社会的
　因子を含めた各種評価法………内山　　徹
慢性疼痛に対する運動療法の
　最近のエビデンス……………下　　和弘
運動器慢性疼痛のマネージメントにおける
　運動療法・薬物療法以外の保存治療の
　効果……………………………栁澤　義和
運動器慢性疼痛における心理療法
　………………………………本谷　　亮
運動療法と認知行動療法の併用効果
　―いきいきリハビリノートを用いた,
　認知行動療法に基づく運動促進法―
　………………………………濱上　陽平ほか

運動器疾患術前後のリハビリテーション
　（脊椎疾患）…………………今村　寿宏ほか
地域における慢性疼痛に対する集学的治療
　………………………………大友　　篤ほか
入院による集学的治療における
　リハビリテーション診療の意義
　………………………………高橋　直人ほか

掲載広告一覧

日本文化科学社　前付 1

編集主幹：宮野佐年　医療法人財団健貢会総合東京病院
　　　　　　　　　　リハビリテーション科センター長
　　　　　水間正澄　医療法人社団輝生会理事長
　　　　　　　　　　昭和大学名誉教授

No. 241　編集企画：
近藤和泉　国立長寿医療研究センター副院長

Monthly Book Medical Rehabilitation　No. 241

2019 年 10 月 15 日発行　（毎月 1 回 15 日発行）
定価は表紙に表示してあります.
Printed in Japan

発行者　　末　定　広　光
発行所　　株式会社　全日本病院出版会
〒 113-0033　東京都文京区本郷 3 丁目 16 番 4 号 7 階
　　　　電話（03）5689-5989　Fax（03）5689-8030
　　　　郵便振替口座 00160-9-58753

© ZEN・NIHONBYOIN・SHUPPANKAI, 2019

印刷・製本　三報社印刷株式会社　　　電話（03）3637-0005
広告取扱店　⑲日本医学広告社　　　　電話（03）5226-2791

・本誌に掲載する著作物の複製権・翻訳権・上映権・譲渡権・公衆送信権（送信可能化権を含む）は株式会社
　全日本病院出版会が保有します.
・ JCOPY ＜（社）出版者著作権管理機構　委託出版物＞
　本誌の無断複写は著作権法上での例外を除き禁じられています. 複写される場合は, そのつど事前に,（社）出版
　者著作権管理機構（電話 03-5244-5088, FAX 03-5244-5089, e-mail: info@jcopy.or.jp）の許諾を得てください.
・本誌をスキャン, デジタルデータ化することは複製に当たり, 著作権法上の例外を除き違法です. 代行業者等
　の第三者に依頼して同行為をすることも認められておりません.